FAYE LANDRUM

Mein Mann hat Krebs

D1718214

edition
TROBISCH

FAYE LANDRUM

Mein Mann hat Krebs

Wie eine Frau mit der Krankheit ihres Mannes umgeht

edition
TROBISCH

Faye Landrum schrieb ihr erstes Manuskript im Alter von zwölf Jahren, das sie mit nur einer Hand getippt hatte, weil die andere gebrochen war. Seit damals hat sie für über dreißig Zeitschriften geschrieben und drei Bücher veröffentlicht. Sie ist aktiv in ihrer Gemeinde in Cuyahoga Falls, Ohio, reist gern und liebt es, ihre Enkelkinder so oft wie möglich zu besuchen.

Erschienen unter dem Titel: The Finale mile
Copyright © 1999 by Faye Landrum
Published by Tyndale House Publishers, Inc., Wheaton, Illinois, U.S.A.
Übersetzung: Brita Becker

Edition TROBISCH
Bestell-Nr. 854.170
ISBN 3-7751-9170-4

© Copyright 2001 by Hänssler Verlag,
D-71087 Holzgerlingen
Internet: www.haenssler.de
E-Mail: info@haenssler.de
Titelfoto: SuperStock, München
Umschlaggestaltung: Daniel Kocherscheidt
Satz: AbSatz, Klein Nordende
Druck und Bindung: Ebner Ulm
Printed in Germany

Inhalt

Teil Zwei: Hilfreiche Impulse für pflegende Angehörige

Vorwort

In diesem Buch geht es um die letzten sechs Monate im Leben meines Mannes, in denen er mit dem Krebs gekämpft hat. Es ist auch meine Geschichte – sie schildert, wie der Druck mich geprägt hat und wie Gott mir durch die harten Zeiten hindurchgeholfen hat. Ich bete darum, dass mein Bericht dazu beitragen kann, einige dieser harten Zeiten etwas leichter zu machen, die so unausweichlich auf jeden zukommen, der einen todkranken geliebten Menschen pflegt.

Meine Erfahrungen werden sich von den Ihren sicherlich unterscheiden. Doch die Liste von Vorschlägen, die ich am Ende des Buches erstellt habe, kann bei vielen Schwierigkeiten helfen, mit denen alle pflegenden Angehörigen früher oder später konfrontiert werden. Ich habe versucht, mir vorzustellen, wie wir uns bei einer Tasse Tee gemütlich unterhalten und uns über unsere Schwierigkeiten austauschen und einander helfen.

Faye Landrum

Danksagungen

Mein aufrichtiger Dank gilt:

Meinem Pastor, Donald Davies, dafür, dass er jeden Abschnitt des Manuskripts gelesen hat und mir mit meinen Problemen am Computer geholfen hat.

Meinem Anwalt, Dean Smith, für seinen Rechtsbeistand.

Meiner Hospizschwester, Gail Kubick, für ihre Ratschläge zur professionellen Pflege von todkranken Patienten.

Mark Sebastian für sein Wissen im Sozialversicherungsrecht.

Dorothy Cain für ihre Hilfe bei Bankangelegenheiten.

Bonnie und Tom Haralson, deren Liebe und Freundschaft mich durch die langen Tage der Krankheit meines Mannes getragen hat, und für Bonnies Hilfe später bei der Vorbereitung des Buchmanuskriptes.

Mona Hodgson und Marlene Bagnull für ihre redaktionelle Fachkenntnis.

Phyllis Yoders der »Area Agency on Aging«, für ihre Informationen über laufende Programme.

Dave Richard für seinen Beistand bei der Erläuterung der Wohlfahrtsprogramme.

Dick McNary für seine Unterstützung bei alternativen Heilmethoden.

Teil Eins

Meine Geschichte

Was und Wer

Meine Aufgabe besteht nicht nur darin,
das Was meiner dunkelsten Nacht aufzuschreiben,
sondern Wer da war, um mir sein Licht zu spenden.[1]
Von ELAINE CREASMAN

[1] Elaine Creasman, »Was und Wer«, The Christian Communicator (August 1994), mit freundlicher Genehmigung von Elaine Creasman

Kapitel 1

Eine unheilvolle Wolke

Alle eure Sorge werft auf ihn; denn er sorgt für euch.
1. Petrus 5, 7

Es schmerzt sehr, wenn der geliebte Ehepartner an einer unheilbaren, tödlichen Krankheit leidet. Ich weiß das – ich habe es erlebt.

Am Donnerstag vor Ostern fuhr ich mit meinem Mann in die Ambulanz für Krebspatienten des Krankenhauses zur Strahlenbehandlung an seinem Arm, wo sich vor kurzem ein neuer Tumor gebildet hatte. Meine düstere Stimmung passte zu dem dunklen Aprilhimmel. Selbst die Vorfreude auf den bevorstehenden Besuch unserer Familie konnte meine Gedanken nicht ausschalten, die unablässig um Bobs sich verschlimmernde Krankheit kreisten.

Ich ging zur Beifahrerseite hinüber, um Bob aus dem Auto zu helfen. Der Krebs hatte seine Beine angegriffen. Niedergeschlagen hob er seinen rechten Oberschenkel mit beiden Händen hoch und schwang seine Beine auf das Pflaster. Er versuchte, festen Halt zu bekommen, und legte mir dann die Hand auf die Schulter, um gehen zu können. Er war zu stolz, um einen Stock zu benutzen, und darum benutzte er mich als Stütze.

Während der letzten sechs Monate hatte eine zunehmende Lähmung sein rechtes Bein befallen, was dazu führte, dass er nicht mehr richtig stehen konnte. Nachdem er mehrmals gefallen war, hatte er ständig Angst zu fallen. Gemeinsam gingen wir ins Krankenhaus und den Gang hinunter zur Strahlentherapie.

»Heute tut mir der Rücken mehr weh als der Arm«, murmelte Bob. »Vielleicht sollten sie lieber den Rücken als den Arm bestrahlen.«

»Frag doch den Arzt«, erwiderte ich. Den Arzt zu fragen war

mein Standard-Heilmittel in medizinischen Fragen geworden. In der letzten Zeit schien es keine andere Lösung mehr zu geben.

Seit elf Jahren kämpfte Bob mit multiplem Myelom (Knochenkrebs). Uns war gesagt worden, dass die Lebenserwartung von der Diagnose an normalerweise zwischen drei und fünf Jahren lag, und so waren wir dankbar für diese verlängerte Zeit. Aber mit dem Herannahen des Osterfestes beschlich mich ein unheilverkündendes Gefühl, dass dieses unser letztes gemeinsames Ostern sein könnte. Die Zeit schien abzulaufen. Wenn ich es zuließ, dass meine Gedanken in diese Richtung wanderten, stieg Panik in mir auf wie die herannahende Flut. Wie könnte ich jemals mit dem Unvermeidlichen umgehen?

✳✳✳

Als Bob vor mehr als zehn Jahren krank geworden war, hatten wir keine Ahnung, dass Krebs seinen Körper überfallen hatte. Ständige, immer schlimmer werdende Rückenschmerzen hatten ihn zu verschiedenen Ärzten geführt. Alle Röntgenuntersuchungen bestätigten ihre Diagnose, dass er Arthrose hätte. Als er einmal bei einem Betriebsausflug Golf spielte, bekam er so starke Rückenschmerzen, dass er nicht weiter als bis zum fünften Loch kam. Am nächsten Tag fesselten ihn unerträgliche Schmerzen ans Bett.

Später wies ihn ein Arzt ins Krankenhaus ein. Eine computertomographische Untersuchung enthüllte einen Tumor von der Größe einer Orange unterhalb des Hüftknochens. Konventionelle Röntgenuntersuchungen hatten ihn nicht aufspüren können. Weitere Tests und eine Knochenmarkentnahme bestätigten die Diagnose Knochenkrebs.

Bobs Arzt hatte ihm die Nachricht überbracht. Nachmittags während der Besuchszeit hatte Bob es mir dann erzählt.

»Ich weiß, warum ich Rückenschmerzen habe«, sagte er von seinem Krankenbett aus.

»Warum?«, fragte ich und zog einen Stuhl näher zu ihm hin. Als ich mich hinsetzte, griff ich nach seiner Hand.

»Ich habe Knochenkrebs. Der Arzt hat es mir gerade gesagt. Alle Tests haben es bestätigt.«

Als das Wort *Krebs* fiel, war mir, als ob mir jemand Eiswasser über den Rücken geschüttet hätte. Alle Kraft strömte aus mir heraus, und ich legte den Kopf auf seine Brust und weinte. Bob legte mir die Hand zärtlich auf die Schulter.

Als ich mich wieder gefangen hatte, fragte ich: »Und was machen wir jetzt?« Meine Kehle war ausgetrocknet und die Augen taten mir weh.

»Der Arzt sagte, dass ein Onkologe zu mir kommen wird«, sagte Bob.

»Wirst du Chemotherapie bekommen?«

»Ich weiß nicht. Ich denke, der Arzt wird es mir sagen.«

Wir sprachen noch weiter über die Aussichten; dann gab mir Bob die Genesungskarten, die an diesem Tag angekommen waren. Ich hatte keine Lust, sie zu lesen, aber ich merkte, dass er versuchte, mir damit Mut zu machen. Und ich versuchte, mich ihm gegenüber tapfer zu zeigen, um ihn zu ermutigen.

Als ich an jenem Abend nach Hause ging, war ich mit den Nerven völlig am Ende, und ich konnte das Ticket fürs Parkhaus nicht finden. Ich sagte zu dem Parkhausangestellten: »Mein Mann hat heute die Diagnose bekommen, dass er Krebs hat. Ich finde nichts mehr wieder.«

Der Angestellte lächelte mitfühlend. »Ist schon in Ordnung. Fahren Sie heim«, sagte er und machte die Schranke auf, damit ich durchfahren konnte.

Bob kam zwei Tage später nach Hause. Der Tumor drückte ihm auf den Ischiasnerv. Der Schmerz war so stark, dass er meinte, sein Bein würde verbrennen. Wenn er flach im Bett lag und kein Druck auf seinem Rücken oder seiner Hüfte lastete, brachte ihm dies etwas Erleichterung und er fühlte sich besser. Auf einem Stuhl zu sitzen war eine Tortur. Er war gezwungen, seine Mahlzeiten im Liegen einzunehmen. Drei Wochen lang half ich ihm ins Auto zu steigen, um zu den täglichen Bestrahlungen ins Krankenhaus zu fahren. Mit dem Sitz beinahe in Liegestellung konnte er die Fahrt ertragen. Der Arzt begann eine

Chemotherapie mit ihm, bei der er alle vier bis sechs Wochen vier Tage lang Tabletten nehmen musste. Zum Glück wurde ihm durch die Behandlung nicht übel und er verlor auch seine Haare nicht.

Ich war Krankenschwester und arbeitete in unserem örtlichen Krankenhaus in der Nachmittagsschicht. Bevor ich zur Arbeit ging, machte ich Bob das Abendessen, ließ es im Backofen stehen und stellte die Uhr. Er hatte ein Telefon am Bett und ich rief ihn von der Arbeit aus häufig an.

Die Bestrahlungen linderten seinen Schmerz und die Chemotherapie schrumpfte das Geschwür. Bis zum Ende des Sommers hatte sich sein Befinden soweit verbessert, dass er wieder an seine Arbeit als Chemiker zurückkehren konnte. Bis Weihnachten war er beinahe schmerzfrei. Unser Leben kehrte fast wieder zu einer Vorkrebs-Routine zurück – mit einigen wenigen Einschränkungen bei den Aktivitäten.

Alle paar Monate jedoch entwickelte sich eine neue Gewebeveränderung – oder ein Tumor, wie wir es nannten – in einem anderen Knochen. Daher auch der Begriff multiples Myelom. Bestrahlungen linderten in der Regel die daraus entstehenden Schmerzen.

✳✳✳

Kurz vor dem letzten Osterfest, als Bob und ich zur letzten Bestrahlung seines Armes ins Krankenhaus kamen, wurde er von der Dame am Empfang freundlich begrüßt. Nach elf Jahren kannten ihn alle beim Vornamen.

»Wie geht es heute?«, fragte sie.

»Nicht so gut«, erwiderte Bob. »Der Rücken tut mir heute viel mehr weh. Kann ich den Doktor heute sprechen?« Normalerweise hatte immer ein Radiologe Dienst und sie hatten immer Zeit, sich einen Patienten mit Problemen anzusehen.

»Der Doktor ist heute nicht da«, sagte sie, »aber ich kann einen Termin für nächsten Dienstag machen.«

»Das ist gut«, sagte Bob, und dann gingen wir zusammen in

den Umkleideraum, wo ich ihm half, ein Krankenhaushemd anzuziehen.

Auf dem Nachhauseweg unterhielten wir uns über den bevorstehenden Besuch unserer Familie für das Osterwochenende. Gary, unser jüngerer Sohn, kam aus Columbus, Ohio. Er ist als Pilot bei einer Firma angestellt und kann uns nicht oft besuchen kommen. Gary wollte Dana, seine neue Freundin mitbringen. Es freute mich, als ich erfuhr, dass sie Christin war. Steve wollte mit seiner Frau Laura und ihren drei Kindern aus Los Angeles kommen: Zachary, 9 Jahre alt, Gwendolyn, 4 Jahre, und die zweijährige Charity, die seit ihrer Geburt nur »Kit« genannt wurde.

Das Wochenende war erfüllt von dem Lachen unserer Enkelkinder. Bevor alle wieder abreisten, machten wir noch ein Familienfoto mit dem Selbstauslöser. Später war ich froh, dass wir es gemacht hatten. Es sollte unser letztes Familienfoto sein.

Bob genoss die Kinder, aber das Durcheinander ermüdete ihn. Er wollte an diesem Sonntag nicht mit zur Kirche gehen, und sich lieber zu Hause ausruhen. Der Rücken tat ihm zu weh, als dass er in einer harten Bank hätte sitzen können.

Er sah sich einen Ostergottesdienst im Fernsehen an, während wir anderen zur Kirche gingen. Die Auferstehungspredigt war für mich immer besonders vielsagend. Die Botschaft erinnerte mich an das wertvolle Versprechen der Gegenwart Gottes.

Nach dem Abendessen am Sonntagabend sah Bob den Kindern beim Spielen zu, aber er war rastlos und schien Schmerzen zu haben. Er ging sehr früh schlafen.

»Ich hoffe, dass der Doktor mir am Dienstag Erleichterung verschaffen kann«, sagte Bob, als ich ihm einen Gutenachtkuss gab. Das war auch meine Hoffnung.

Keine Wolke ist so dunkel, als dass der Sohn sie nicht durchdringen könnte.

Kapitel 2

Hoffnung in Hoffnungslosigkeit

[Jesus sagte], »In meines Vaters Hause sind viele Wohnungen. ... Ich gehe hin, euch die Stätte zu bereiten.«
Johannes 14, 2

Montagmorgen, als ich sah, wie Bob sich mit Hilfe eines Stocks aus dem Bett kämpfte, schlug ich vorsichtig vor, dass ihm ein Krankenhausbett vielleicht helfen könnte.

»Wie wäre es, wenn wir ein Hospiz um Hilfe bitten?«, fragte ich. »Vielleicht könnten sie ja ein Krankenhausbett für dich bereitstellen.«

»Ist nicht ein Hospiz für Leute, die im Sterben liegen?«

»Ich weiß nur, dass es für Leute ist, die Pflege brauchen«, antwortete ich ihm, und ging der Trauer seiner Frage aus dem Weg.

»Okay«, sagte Bob, »dann geh und ruf sie an.«

Ich rief Bobs Onkologen an, um ihn nach seiner Meinung zu fragen. Er war gleich einverstanden und bot mir an, das Hospiz für uns anzurufen. Später an diesem Tag vereinbarten wir einen Termin mit einer Vertreterin des Hospizes, die am folgenden Nachmittag zu uns kommen wollte.

Früh am Dienstagmorgen fuhren Bob und ich zu seinem Arzttermin. »Ich hoffe zuversichtlich, dass mehr Bestrahlung meinem Rücken helfen wird«, sagte er, als wir den Flur zur Bestrahlungstherapie hinuntergingen. Sein Humpeln war nun offensichtlicher, und er stützte sich schwer auf meine Schulter.

Als der Arzt ins Untersuchungszimmer kam, erzählte ihm Bob sofort von seinen Rückenschmerzen.

»Ich habe Ihre Akte noch einmal durchgesehen«, sagte der Arzt, »und ich fürchte, wir können Ihnen keine Bestrahlung mehr auf den Rücken geben.«

»Warum nicht?« Bob keuchte, als ob er einen Schlag bekommen hätte.

»Sie haben schon zu viele Bestrahlungen in diesem Bereich bekommen. Wenn wir Ihnen noch mehr geben, wird es Ihnen schlechter gehen als jetzt.«

Seit der Krebs das erste Mal festgestellt worden war, hatte Bob zahlreiche Bestrahlungen auf den unteren Rückenbereich bekommen.

»Was würde passieren, wenn ich noch mehr Bestrahlungen bekäme?«, wollte Bob wissen.

»Das könnte zu Durchfall führen oder zu einer offenen Wunde, die nicht mehr zuheilt.«

»Gibt es nichts, was Sie tun können, um die Schmerzen zu lindern?«

»Ich kann Ihnen Schmerzmittel geben«, antwortete der Arzt. Er kritzelte ein Rezept für ein Beruhigungs- und Schmerzmittel, das er alle vier Stunden nehmen musste. »Tut mir Leid«, sagte er, als er es Bob aushändigte.

Stille erfüllte das Auto auf dem Heimweg. Ich suchte nach Worten, die helfen konnten. Was soll man sagen, wenn sich ein unüberwindlicher Berg vor einem auftürmt? Wir beide wussten, dass der Berg da war, aber keiner von uns wusste, wie er darüber sprechen sollte.

An diesem Nachmittag kam Schwester Gail, die Vertreterin des Hospizes, zu uns nach Hause. Steve und Laura, die noch bei uns waren, verließen diskret das Haus und nahmen die Kinder mit.

Als wir um den Esszimmertisch saßen, fragte Schwester Gail Bob nach seiner Diagnose und welche Probleme er hätte. Sie erklärte, dass Hospize sich um Patienten mit einer begrenzten Lebenserwartung kümmerten. »Unser Ziel ist, es den Kranken so angenehm wie möglich zu machen, ihnen körperliche Symptome und emotionale Belastung zu erleichtern«, sagte Schwester Gail, »und sie zu so viel Unabhängigkeit wie möglich zu ermutigen. Die meisten medizinischen Geräte und Hilfsmittel werden gestellt und mindestens zweimal pro Woche kommt eine Schwester vorbei.«

Bob hatte keine Fragen. Dann sagte sie sanft: »Der Staat Ohio verlangt, dass ich Sie frage, ob Sie eine Erklärung ausgefüllt haben, dass Sie nicht künstlich am Leben gehalten werden wollen, und eine dauerhafte Vollmacht. Ohne die Erklärung würden Sie jeglichen Behandlungen ausgesetzt, um Sie am Leben zu erhalten. Die Vollmacht benennt einen Rechtsanwalt, der für Sie entscheidet, wenn Sie nicht mehr in der Lage dazu sind.«

Bob bestätigte, dass er diese beiden Dokumente hatte. Wir hatten uns schon lange beide entschieden, dass wir keine heldenhaften Behandlungen haben wollten.

»Wissen Sie, dass Sanitäter diese Erklärungen nicht anerkennen?«, fragte Schwester Gail. Als Bob sagte, dass er das nicht wusste, zeigte uns Schwester Gail ein Formular, das sicherstellen würde, dass auch Sanitäter keine außergewöhnlichen Maßnahmen zur Lebensverlängerung anwenden würden. Es wäre Bobs Bitte, nicht wiederbelebt zu werden. Das war nicht leicht zu unterschreiben, aber er tat es.

Schwester Gail blickte Bob direkt in die Augen. »Wenn Sie einverstanden sind, dass wir Sie ohne aggressive Behandlung versorgen, damit Sie keine Schmerzen haben, können wir Ihnen helfen, und Sie werden über das Hospiz die Leistungen von Medicare in Anspruch nehmen können, die alle Medikamente bezahlen. Das bedeutet, dass Sie keine Chemotherapie, keine Bestrahlungen oder sonst etwas bekommen, was Ihre Krankheit heilen könnte.«

Ich sah Bobs Gesichtsausdruck. Nur *Schmerzbehandlung*. Er war todkrank. Er würde nicht wieder gesund werden. Zweimal am selben Tag mit solch niederschmetternden Nachrichten konfrontiert zu werden, war fast mehr, als wir ertragen konnten. Ich spürte, wie eine Welle der Verzweiflung über mich hinwegfegte. Bob hatte so hart um seine Gesundheit gekämpft. Und nun hatten wir Gewissheit, dass es endgültig war.

In den letzten elf Jahren hatte Bob zusätzlich zu den herkömmlichen medizinischen Behandlungen alternative Heilmethoden ausprobiert: Eine Suppe aus Sojabohnenpaste, hochdosierte Mineralienzusätze, Kräuterpulver und Akupunktur. Es war nicht einfach, die Tatsache zu akzeptieren, dass es nun nichts mehr gab, was man ausprobieren konnte.

Bob blickte zu Boden, und seine Schultern fielen ein wenig herunter, als er sich einverstanden erklärte, nur noch gegen die Schmerzen behandelt zu werden.

Nachdem Schwester Gail gegangen war, kamen Laura und die Enkelkinder ins Haus zurück. »Werden sie das Krankenbett bringen?«, fragte Steve.

»Ja – und sie werden zweimal pro Woche eine Schwester schicken, damit sie nach Daddy sieht«, sagte ich und versuchte fröhlich zu wirken.

»Das hört sich gut an«, meinte Laura, als sie versuchte, die Kinder für ein neues Bauprojekt mit ihren Klötzen zu interessieren.

Bob sah den Kindern ein paar Minuten zu. Ich bemerkte, dass er wahrscheinlich dachte, er würde sie vielleicht nie wieder sehen. Schließlich sagte er mit resignierter Stimme: »Aber ich kann nicht mit der Chemotherapie weitermachen, wenn ich Hilfe vom Hospiz in Anspruch nehme.«

»Warum nicht?«, fragten Steve und Laura wie aus einem Munde.

»Weil sie nur den Todkranken helfen.« Dies war das erste Mal, dass Bob das Wort todkrank aussprach. Es hing in der Luft. Niemand wusste, was er sagen sollte.

Ich legte meine Hand auf die seine, um ihm meine Liebe zu zeigen. »Es sieht so aus, als ob der Himmel meine nächste Station ist«, sagte er sanft, die Augen niedergeschlagen. Dann wandte er sich zu mir und fügte hinzu: »Vielleicht ist das ja gar kein so schlechter Platz.«

Die Aussicht auf den Himmel öffnete den Weg für das weitere Gespräch, denn Steve sagte spöttisch: »Du kannst ja schon mal für uns die goldenen Straßen erkunden, Gampi.«

An diesem Abend sprachen wir viel über die Hoffnung, die über aller Hoffnungslosigkeit steht: die Hoffnung auf den Himmel – ein wunderbarer Ort, ein vorbereiteter Ort für die, die ihr Vertrauen auf Gott als ihren Erlöser gesetzt haben.

Wie Emily Dickinson in ihrem Gedicht »Diese Welt ist nicht das Ende« schrieb:

Diese Welt ist nicht das Ende;
dahinter gibt es eine Fortsetzung,
Unsichtbar, wie Musik,
aber aufbauend als Klang.

Aufbauend als Klang! Was für eine Ermutigung!

Mein täglicher Gebetskalender drückte es anders aus: »Manche mögen ein Ende ohne Hoffnung sehen, aber als Gläubige erfreuen wir uns an einer Hoffnung ohne Ende.«[2]

Ich war so dankbar für diese Hoffnung, aber nachdem wir an diesem Abend zu Bett gegangen waren, und ich im Dunkeln allein war, war ich nicht mehr so zuversichtlich. Tränen benetzten meine Wangen, als ich über die beängstigende Zukunft nachdachte. Gott schien weit weg zu sein. Wie konnte ich ihn erreichen?

Ich erinnerte mich, wie ich mich als kleines Mädchen in einer kalten Schneenacht fürchtete; damals war ich gerade fünf Jahre alt. Ich saß mit meinem Vater im Auto. Wir mussten einen steilen, eisglatten Hügel hinauffahren. Die Räder drehten auf dem Eis durch und das Auto schaffte es nur bis zur Hälfte der Steigung. Mein Dad sagte, er müsse wieder rückwärts den Berg hinunterfahren, und ich hatte schreckliche Angst. Dann sah ich zu ihm hinüber und ein zaghaftes Gefühl der Ruhe kam zurück. Nichts konnte mir passieren mit meinem starken Vater an meiner Seite. War jetzt nicht mein himmlischer Vater an meiner Seite?

Ich stellte mir vor, dass Gott an meinem Bett stand. Zwei Bibelverse kamen mir in den Sinn, als ich einschlief: »Naht euch zu Gott, so naht er sich zu euch« (Jak 4, 8); »Ich glaube; hilf meinem Unglauben!« (Mk 9, 24).

Am nächsten Tag wurde das Krankenbett geliefert. Steve baute das Doppelbett auseinander, in dem Bob immer geschlafen hatte, und verstaute es auf dem Dachboden. Das neue Bett passte bequem in unser Schlafzimmer neben meines.

Zusammen mit dem Bett brachten die Lieferanten auch eine

---

[2] Aus *Bless Your Heart,* mit freundlicher Genehmigung von Hartland Semplers, Inc. © 1990

Gehhilfe. In den letzten beiden Tagen hatte Bob eingewilligt, im Haus einen Stock zu benutzen, aber ich bezweifelte, dass er die Gehhilfe annehmen würde. Das wäre nur ein weiterer Schritt hin zum Verlust seiner Unabhängigkeit. Aber er wehrte sich nicht dagegen zu lernen, wie man damit umging.

Die Gehhilfe half Bob, dass er nicht hinfiel, und sie gab ihm ein zusätzliches Gefühl der Sicherheit. Er schob sie durch das Wohnzimmer und die Küche zur Hintertür. Er blieb an der Stufe stehen, die auf die Terrasse führte.

Steve und ich beobachteten seine Fortschritte. Als Bob durch die Stufe matt gesetzt zu sein schien, sagte Steve: »Warte, Dad, vielleicht finde ich im Schuppen etwas, was dir helfen kann.«

Steve ging zum Blechschuppen im Hinterhof und fand ein paar Zementblöcke. Er legte die Blöcke vor die Küchenstufe; sie hatten genau dieselbe Höhe wie die Stufe. Die Stufe war breit genug für die Füße von Bobs Gehhilfe. Nun konnte er leicht hinaus auf die überdachte Terrasse und in den dahinter liegenden Garten gelangen. Zwei Zementblöcke hatten ein kleines Tor in die Freiheit geschaffen.

Damals war es mir noch nicht bewusst, aber diese Zementblöcke waren die ersten von vielen kleinen Hilfen, für die Gott in den nächsten sechs Monaten sorgen würde. Unser Glaube wurde auf die Probe gestellt und unser Vertrauen bis zum Zerreißen gespannt, aber immer stellten wir fest, dass Gott da war, um uns Kraft zu geben und für unsere Bedürfnisse zu sorgen. Manchmal benutzte er gewöhnliche Kleinigkeiten wie die Zementblöcke als Lösung. Manchmal war seine Hilfe eher geistlicher Natur.

Wenn wir die Odyssee betrachteten, die vor uns lag, wurden Gottes Verheißungen viel wertvoller für uns – ganz besonders die Verheißung vom ewigen Leben.

✳✳✳

Der Himmel ist ein Heim, von dem die Hypothek bereits bezahlt ist.

Kapitel 3

Vertrauen auf die Probe gestellt

Wenn ich mich fürchte, so hoffe ich auf dich.
Psalm 56, 4

Einige Tage, nachdem Steve und Laura mit den Kindern wieder nach Kalifornien gefahren waren, kam Schwester Gail ins Haus, um ihre Besuche zweimal pro Woche zu beginnen. Als sie ins Schlafzimmer kam, wo Bob auf sie wartete, begrüßte er sie freundlich.»Schwester Gail«, sagte er, »es ist schön, Sie wiederzusehen.«

Sie lachte über die Begrüßung. Der Begriff »Schwester Gail« schien gut zu ihr zu passen. Als sie seinen Blutdruck nahm und mit ihrem Stethoskop seine Lungen abhorchte, lenkte sie ihn mit alltäglicher Konversation ab.

Ihre freundliche Persönlichkeit und ihr Mitgefühl machten mich dankbar, dass sie ein Teil von Bobs Pflege war. Ihr Besuch jedoch machte mir von neuem bewusst, dass der Grund für ihr Kommen die todbringende Natur seiner Krankheit war – und plötzlich wurde ich von Panik ergriffen.

Immer wenn ich über die Zukunft nachdachte, wurde mein Mund ganz trocken und die Brust tat mir weh. Bob wusste, dass er zum Herrn gehen würde – aber was war mit mir? Witwe zu sein bedeutete, dass man zurückgelassen wurde und die Zukunft allein bewältigen musste, und diese Aussicht machte mir Angst.

Konnte ich das Auto alleine halten, ohne etwas von Ölwechseln und Reifendruck zu wissen? Und was würde mit dem Haus? Selbst eine Glühbirne auszuwechseln war eine Herausforderung für mich. Bob hatte sich immer um solche Dinge gekümmert.

Während des Tages konnte ich ganz gut mit meinen Befürchtungen umgehen. Die Vielzahl der Dinge, die erledigt werden

22

mussten, füllten meine Zeit aus und beherrschten meine Gedanken. Ich musste mich um Bobs Bedürfnisse kümmern. Das Haus musste geputzt werden. Ich hatte einzukaufen, zu kochen, Rechnungen zu bezahlen, Briefe zu schreiben und zu telefonieren.

Nachts, wenn das Haus dunkel war, packte mich die Angst. Was würde ich tun, wenn die Waschmaschine kaputt ging – oder das Garagentor nicht aufging? Einige meiner Ängste waren völlig abwegig, aber in der dunklen Stille waren sie doch sehr real für mich.

Eines Nachts erwachte ich aus einem ruhelosen Schlaf, und die Worte eines Liedes von Gill Gaither kamen mir in den Sinn:

Weil er lebt, kann ich mich dem Morgen stellen,
Weil er lebt, ist alle Angst gewichen;
Weil ich weiß, dass er die Zukunft in seinen Händen hält.
Und das Leben ist es wert zu leben, nur weil er lebt.[3]

Ich hatte dieses Lied kürzlich in der Kirche gehört. Die Zusicherung dieser Worte war wie eine persönliche Botschaft von Gott. Ja, ich konnte mich der Zukunft stellen, weil der lebendige Gott mit mir war.

Hatte er nicht in Matthäus 28, 20 versprochen, dass er uns niemals verlassen würde? Wovor hatte ich also Angst? Dieses Lied erinnerte mich an diesen Bibelvers, und er war für mich wie eine warme Decke in einer kalten Winternacht.

Am nächsten Tag fand ich den Text dieses Liedes in unserem Kirchenblättchen abgedruckt. Ich schnitt ihn aus und klebte ihn an den Briefständer, der auf dem Schreibtisch im Wohnzimmer stand. Jedes Mal, wenn ich am Schreibtisch saß, um zu telefonieren, einen Scheck auszustellen oder einen Brief zu schreiben, hatte ich diese Worte vor mir. Sie erinnerten mich daran, dass

---

[3] Text von William J. & Gloria Gaither. Melodie von William J. Gaither.
© 1971 William J. Gaither ASCAP.
Alle Rechte vorbehalten. Mit freundlicher Genehmigung.

Gott bei mir war, und gemeinsam konnten wir mit der Zukunft umgehen.

Immer wenn ich aus dem Küchenfenster blickte und sah, wie ein Vogel im Hof herumhüpfte, versicherten mich Gottes gefiederte Geschöpfe ebenfalls seiner Gegenwart. Wenn ein unbedeutender kleiner Spatz nicht auf die Erde fallen konnte, ohne dass der Vater es bemerkte (Mt 10, 29), kannte er ganz sicher auch meine Probleme.

Wenn jemand eine Sorge zum Ausdruck brachte, erwiderte ich oft:»Wenn du zu einem Fluss kommst, wird Gott die Brücke darüber bauen.« Gary war etwa zwölf Jahre alt, als er mich das eines Tages sagen hörte.

»Und mach du keine Flüsse, wo keine sind«, fügte er hinzu.

Mach keine Flüsse, wo keine sind! War das nicht genau das, was ich tat? Ohne zu wissen, welche Probleme auftreten könnten, machte ich mir bereits Gedanken um die Brücke.

Eine Freundin las mir das folgende Gedicht vor:
Ich bedauerte die Vergangenheit
und fürchtete die Zukunft.
Plötzlich redete mein Herr:
»MEIN NAME IST ›ICH BIN‹.«
Ich wartete. Gott fuhr fort:
»Wenn du in der Vergangenheit lebst,
mit ihren Fehlern und Bedauern,
dann ist es schwer. Dort bin ich nicht.
MEIN NAME IST NICHT ›ICH WAR‹.
»Wenn du in der Zukunft lebst,
mit ihren Problemen und Ängsten,
dann ist es schwer. Dort bin ich nicht.
MEIN NAME IST NICHT ‚ICH WERDE SEIN'.
»Wenn du in diesem Augenblick lebst,
dann ist es nicht schwer. Ich bin hier.
MEIN NAME IST ›ICH BIN‹.«[4]

---

[4] Mit freundlicher Genehmigung von Helen Mallicoat

Diese Worte waren für mich wie eine persönliche Zusicherung vom Herrn.

Als Schwester Gail das nächste Mal zu Bob kam, zeigte ich ihr das Gedicht. Ich wusste, sie würde es verstehen, denn sie war auch Christin.

»Es stimmt, Gott ist nicht der Gott der Vergangenheit oder der Zukunft«, sagte sie, nachdem sie das Gedicht gelesen hatte, »er ist der Gott der Gegenwart.«

Sie fügte hinzu: »Wenn jemand in Ihrer Situation ist, ist es nicht einfach zu vertrauen – aber ist es nicht genau das, worum es beim Vertrauen geht? Wenn wir alle Antworten wüssten, gäbe es keine Notwendigkeit zu vertrauen. Jeden Morgen, bevor ich zur Arbeit gehe, lese ich von Hiob und wie er Gott vertraute, obwohl er seine Gesundheit, seine Familie und seinen ganzen Besitz verlor.«

Ich war dankbar, dass unsere Hospizschwester Christin war. Meine wie auch Bobs Bedürfnisse waren sowohl geistlicher als auch körperlicher Art.

Nachdem Schwester Gail gegangen war, sprachen Bob und ich weiter über das Vertrauen. Auch wenn er sich sicher war, dass er aufgrund seiner Beziehung zu Christus in den Himmel kommen würde, drohte der Tod doch immer noch als etwas Unbekanntes. Bobs Gedanken waren durchaus verständlich und nachvollziehbar.

»Es ist nicht das Sterben, das mir Angst macht«, sagte Bob. »Ich weiß, wo ich hinkomme. Es ist die Art und Weise, wie ich dorthin komme, die mir Sorgen macht. Werde ich große Schmerzen haben? Werde ich nach Atem ringen, wenn ich sterbe?«,

Bobs Furcht vor Ersticken war berechtigt. Sein Krebstyp zerstört das Knochenmark, wo die roten Blutkörperchen gebildet werden. Die roten Blutkörperchen beinhalten das Hämoglobin, das den Körper mit Sauerstoff versorgt. Kurzatmigkeit hatte er bereits erlebt.

»Auch darin müssen wir ihm vertrauen«, sagte ich. »Irgendwie weiß ich, dass Gott sich um unsere Bedürfnisse kümmert.« Als ich dies sagte, baute ich meinen eigenen Glauben genauso auf wie seinen. Manchmal war ich über meinen Optimismus und meine Zuversicht selbst überrascht, wenn ich versuchte, stark zu sein und Bob Mut zu machen.

Oft erinnerte ich mich an eine Definition des Begriffs Vertrauen, die Bob vor Jahren einer Bibelschulklasse gegeben hatte, die er unterrichtete: »Gott zu vertrauen ist, als ob man am Rand eines tiefen, dunklen Brunnens steht. Gott fordert dich auf zu springen – und du springst, auch wenn du ihn nicht sehen kannst. Du springst voller Zuversicht, in dem Wissen, dass seine Arme da sein werden, um dich aufzufangen.« Das war die Art Vertrauen, die wir beide jetzt brauchten.

Mit Bobs fortschreitender Krankheit verschlechterte sich auch seine Mobilität. Er fiel ihm zunehmend schwerer zu stehen und das Gleichgewicht zu halten. Eines Sonntags, als ich ihm half, neben dem Bett zu stehen, um sich anzuziehen, verlor er das Gleichgewicht und fiel nach vorne auf das Doppelbett, das vor ihm stand. Quer über der Matratze liegend war er völlig hilflos.

Sekunden schienen so lang wie Stunden zu sein. Schließlich drehte er sich auf die Seite und zog sich an seiner Gehhilfe wieder hoch. Mit meiner Unterstützung konnte er wieder in sein eigenes Bett zurückkehren.

Er hatte sich bei dem Sturz nicht wehgetan, aber er deprimierte ihn. Sein ganzes Leben lang hatte er die Kontrolle über seinen Körper gehabt. Und nun war das nicht mehr so. Der Sturz raubte ihm seine Würde. Er bedrohte seine Selbstständigkeit.

»Ich bin zu nicht mehr viel zu gebrauchen, nicht wahr?«, sagte er.

»Für mich ganz sicher«, erwiderte ich und versuchte, unbekümmert zu wirken.

Ich suchte verzweifelt nach etwas – irgendetwas, was ihm helfen könnte, dass er sich wieder besser fühlte, und da fiel mir ein, dass mir eine Freundin erzählt hatte, dass jeden Sonntagmorgen um 10 Uhr im Fernsehen ein Gottesdienst übertragen wurde. Es war Sonntagmorgen, kurz nach 10 Uhr. Ich schaltete den Fernseher ein. Als ich das richtige Programm gefunden hatte, war der Gottesdienst bereits im Gange. Der Chor sang:

Weil er lebt, kann ich mich dem Morgen stellen,
Weil er lebt, ist alle Furcht vorbei;
Weil ich weiß, dass er die Zukunft in seinen Händen hält.
Und das Leben ist es wert zu leben, nur weil er lebt.

Ja, weil er *lebt*, ist meine Furcht vorbei! Weil er *lebt*, kann ich mich der Zukunft stellen!

Vertrauen ist der Anker, der uns im Sturm aufrecht hält.

Kapitel 4

Gottes Gnade nach Bedarf

**Lass dir an meiner Gnade genügen;
denn meine Kraft ist in den Schwachen mächtig.**
2. Korinther 12, 9

Einige Monate, bevor Bob ganz ans Bett gefesselt wurde, saßen wir in einem kleinen Restaurant beim Mittagessen, als er zu mir sagte:»Weißt du, wir sollten alle Vorkehrungen für unsere Beerdigung treffen.«

Ich kaute schweigend an meinem Hotdog und wollte mich einfach nur entspannen und die Leute beobachten. Vielleicht war das der Grund, warum seine Bemerkung mich so verwirrte. Tränen stiegen mir in die Augen. Ich konnte damit nicht umgehen.

»Ich wollte nicht, dass du weinst«, sagte er,»aber vielleicht sollten wir einmal darüber nachdenken.«

Natürlich kannten wir beide die unausweichlichen Konsequenzen seiner Krankheit – aber an jenem Tag, in diesem Augenblick, konnte ich nicht damit umgehen.

Ich antwortete:»Ein anderes Mal.«

Während meiner vierzigjährigen Tätigkeit als Krankenschwester habe ich oft Medikamente nach Bedarf ausgegeben. Das bedeutete, dass das Medikament oder eine Behandlung dann verabreicht wurde,»wenn sie gebraucht wurde.« Während der folgenden Wochen entdeckte ich, dass Gottes Gnade auch nach Bedarf verabreicht wird: immer dann, wenn sie gebraucht wird.

Was ist Gnade? Ich erinnerte mich an den Vers in 2. Korinther 12, 9, wo Gott Paulus Gnade gewährt. Sie stattete ihn mit einer Kraft aus, die nicht von ihm stammte. Wenn ich mir über die Zukunft Gedanken machte, betete ich, dass Gott mir auch diese Art Gnade gewähren sollte.

Bobs Zustand verschlechterte sich schnell nach diesem Osterwochenende. Seine Schmerzen wurden immer stärker, das Atmen fiel ihm immer schwerer, und sein Geist wurde zusehends verwirrter. Als Bob über die Beerdigungsvorkehrungen sprach, hatte ich keine Ahnung, wie schnell ich mich damit würde befassen müssen. Würde es in einigen Wochen – oder gar in einigen Tagen – auf mich zukommen? Als mir klar wurde, dass es vernünftig wäre, alles rechtzeitig zu planen, bat ich unsere Freunde, Tom und Bonnie, einen Nachmittag bei Bob zu bleiben, damit ich zum Beerdigungsinstitut gehen konnte. Gerne hätte ich Bob dabei gehabt, aber er war zu krank.

Der Himmel war wolkenverhangen und der Parkplatz war wie leergefegt. Der Beerdigungsunternehmer öffnete die Tür und drängte mich hinein.

»Kommen sie nach oben ins Büro«, sagte er.

Wir gingen durch einige ruhige, schwach beleuchtete Räume. Reihen von tragbaren Klappstühlen waren stumme Zeugen vorangegangener Beerdigungen. Es schien, als ob sich Geister aus der Vergangenheit in diesen stillen Räumen aufhielten.

Sein Büro im ersten Stock mit einem großen Mahagonischreibtisch und zwei Drehstühlen davor wirkte auf mich vertraut. Es war dasselbe Büro, wo ich die Beerdigungsvorkehrungen für meine Eltern getroffen hatte. Aber heute war alles so ganz anders. Heute würden wir die Beerdigung meines Mannes besprechen. Ich konnte die Tränen zurückhalten, und unser Gespräch verlief ruhig und geschäftsmäßig.

Ein versiegelter Sarg würde in eine wasserdichte Gruft in den Boden gelegt werden. Der Beerdigungsunternehmer zeigte mir eine Broschüre, die die Särge und Gruften detailliert beschrieb und die Kosten nannte. Ich suchte beides in einer mittleren Preislage aus.

»Möchten Sie die Särge sehen, um sich einen auszusuchen?«, fragte er.

Die Särge ansehen? Nein danke. Das käme noch früh genug auf mich zu. Nur die Gnade Gottes bewahrte mich davor, jetzt meine Fassung zu verlieren.

»Ich vertraue Ihrer Entscheidung«, erwiderte ich zu ihm.

Als wir fertig waren, bat ich ihn, auch für meine Beerdigung alle notwendigen Daten aufzunehmen. Auf diese Weise wären schon alle Einzelheiten geklärt, wenn ich einmal sterben würde, damit die Kinder dann so wenig Probleme wie möglich hätten. Allerdings war das gar nicht so einfach; es gibt nichts Schlimmeres, als sich mit seiner eigenen Sterblichkeit auseinandersetzen zu müssen. Aber ich bewältigte das alles ohne größere Probleme. Die Gnade Gottes gab mir festen Halt.

An jenem Abend tippte ich Bobs Nachruf für unsere Lokalzeitung. Da ich ihn selbst schrieb, konnte ich die Formulierung benutzen: »Er ging heim zu seinem Herrn« – nicht »er starb« oder »er entschlief«. Ich wollte Bob und dem Herrn so viel Ehre wie möglich erweisen.

Meine nächste Hürde war der Friedhof. Das schien der nächste logische Schritt zu sein. Vielleicht war es eine Überreaktion auf mein Gefühl, dass die Zeit drängte, aber Bobs Zustand schien die Eile zu rechtfertigen.

Ich rief die Friedhofsverwaltung früh am Morgen an, als Bob noch schlief, und vereinbarte einen Termin früh morgens. Auf dem Friedhof wurde ich von einer Woge von Erinnerungen überschwemmt. Links schwammen einige Enten auf einem ruhigen Teich. Schildkröten sonnten sich auf den Steinen. Als Steve und Gary noch klein waren, war ich sonntagnachmittags oft mit ihnen hierher gekommen, um die Enten und die Schildkröten zu füttern.

Gelegentlich gingen wir über den Friedhof zurück. Es gab keine Grabsteine hier, nur kleine Grabplatten. Nur die Schatten der Bäume verdunkelten den Horizont, und eine friedliche Atmosphäre herrschte hier. Es schien ganz natürlich, dass diese Hügelseite unsere letzte Ruhestätte sein sollte.

Ich ging zum Rand des Teiches. Die Enten schwammen nahe am Ufer. Mein Brustkorb fühlte sich ganz eng an, und mein Herz sehnte sich nach glücklicheren Zeiten. Als ich die Tränen nicht mehr zurückhalten konnte, drehte ich um und ging zur Friedhofsverwaltung, die zum Ententeich hin lag.

Ein älterer Herr begrüßte mich, griff dann nach einem

Schlüsselbund an der Wand. »Ich zeige Ihnen die verschiedenen Plätze«, sagte er.

»Mir ist jeder Platz recht«, sagte ich. Bobs tatsächliche Grabstätte zu sehen war eine Endgültigkeit, zu der ich noch nicht ganz bereit war.

»Die Zeit drängt«, fügte ich hinzu. »Eine Bekannte ist bei meinem Mann.«

Er nickte. Ich wollte ein Doppelgrab für Bob und mich.

»Soll Ihr Name auch auf die Grabplatte eingraviert werden?«, fragte er.

»Ja«, erwiderte ich zögernd.

»Dann wird Ihr Name und Geburtsdatum neben dem Ihres Mannes auf der Grabplatte stehen. Das Todesdatum fehlt natürlich.« Beruhigender Gedanke.

Ein Katalog mit Grabplatten bot eine begrenzte Auswahl an Ausführungen an. Ich entschied mich für ein Motiv mit ineinander verschlungenen Ringen. So war noch Platz für das Jahr unserer Eheschließung. Wenn das Jahr unserer Eheschließung für immer auf der Grabplatte stand, so bestätigte das unsere Zusammengehörigkeit. Es war eine Beruhigung für mich, als ob der Tod uns nicht wirklich trennen konnte.

Bevor ich den Friedhof verließ, blieb ich noch einmal bei den Enten stehen. Ihre Welt war friedlich, erfüllt von Sonnenschein. Sie machten sich keine Gedanken darüber, ob der nächste Tag kalten, prasselnden Regen mit lautem Donnergrollen und Blitzen brachte. Ihre Ruhe war ansteckend, und als ich den Friedhof verließ, hatte ich mich wieder unter Kontrolle. Wieder einmal hatte die Gnade Gottes mich aufrecht gehalten.

Meine nächste Aufgabe war, eine Trauerrede zu schreiben. Ich wollte sie selbst halten, und darum nahm ich auch Einzelheiten über Bobs Bekehrung mit auf, denn das war ja der Grund dafür, dass er so sicher war, in den Himmel zu kommen. Bei der Beerdigung würden auch Leute sein, die keine Christen waren, und ich wollte sicher sein, dass sie den Erlösungsplan hörten. Ich wusste, dass Bob es so haben wollte.

Bob war fünfzehn Jahre alt und lebte in Miami, Florida, als er sich der Sünde in seinem Leben bewusst wurde. Er hatte niemals eine Bank ausgeraubt oder ein Auto gestohlen. Wahrscheinlich hatte er sein schlimmstes Verbrechen im Alter von zehn Jahren begangen. Als er mit seiner Mutter beim Einkaufen war, stopfte er eine wunderschöne neue Murmel in seine Tasche, ohne sie zu bezahlen.

Sie fühlte sich gut an in seiner Hand – aber als er nach Hause kam und ihm klar wurde, was er getan hatte, sah die Murmel nicht länger wunderschön aus. Er fühlte sich so schuldig angesichts seiner Sünde, dass er am nächsten Tag zurück in den Laden ging, um sie zurückzubringen. Er hatte nicht den Mut, zum Verkäufer zu gehen, und darum stand er einfach in der Tür und rollte die Murmel den Gang hinunter.

Bob war fünfzehn, als er die Notwendigkeit verspürte, sein Leben an Jesus zu übergeben. Er bekannte dem Herrn seine Unwürdigkeit und bat Jesus, ihm zu vergeben und in sein Leben zu kommen. Er hörte keine Glocken oder Pauken, doch er spürte, wie die Last von seinen Schultern genommen wurde. Er wusste ohne Zweifel, dass ihm vergeben worden war.

Am nächsten Tag ging er in seine Kirchengemeinde, um darüber mit seinem Pastor zu sprechen und um ihn zu bitten, ihn zu taufen. Sein Pastor stellte ihm eine Frage, die er für den Rest seines Lebens in Erinnerung behielt: »Wenn du der einzige Mensch auf der Welt wärest und Jesus dich so sehr liebte, dass er für dich starb, würdest du ihn immer noch als deinen Erlöser annehmen?«

»Ja«, sagte Bob voller Überzeugung. Er meinte es vollkommen ernst und ist niemals davon abgewichen.

Ich tippte die Trauerrede am folgenden Nachmittag in meinen Computer. Mehr mein Herz als mein Verstand schrieben sie, denn ich musste schnell machen, während Bob ein kleines Nickerchen hielt. Ich schrieb gerade den letzten Absatz zu Ende, als er mich rief. Ich speicherte meine Arbeit und schaltete den Computer aus.

Mein nächstes Projekt war eine Fotocollage. Ich wollte, dass der Sarg geschlossen sein sollte, damit die Leute Bob so in Erinnerung behalten sollten, wie er im Leben war und nicht im Tod. Ich bin sicher, dass Bob es so wollte. Statt eines Trauergottesdienstes entschied ich mich für einen Erinnerungsgottesdienst mit Fotos, die die Höhepunkte seines Lebens zeigten. Der Beerdigungsunternehmer lieh mir eine große, gerahmte Tafel, auf der ich Fotos anbringen konnte.

Bob und ich waren zweiundvierzig Jahre verheiratet gewesen und hatten einen reichen Schatz an Schnappschüssen und anderen Erinnerungsstücken. Die Auswahl der Bilder war schwierig, aber schließlich suchte ich die aus, die sein Leben am besten repräsentierten: ein Schnappschuss als Neunjähriger, dem die Arme aus den engen Ärmeln einer viel zu kleinen Jacke herausschauten; ein Foto in seiner Marine-Uniform während des Zweiten Weltkrieges; ein eingefärbtes Porträt, als er die Universität von Miami besuchte. Dort hatten wir uns kennen gelernt. Ich nahm unser gerahmtes Hochzeitsfoto aus dem Halter und fügte noch einige Fotos von unseren Kindern und Enkelkindern hinzu. Die Sammlung enthielt auch Bobs Pensionierungsfeier und auch unser letztes Familienfoto vom vorigen Osterwochenende.

Ich vergoss ein paar Tränen, als ich die Bilder von unserem gemeinsamen Leben noch einmal ansah. Aber die Gnade Gottes gab mir Halt. Das gab mir zusätzliche Sicherheit, dass mir seine Gnade immer genügte – an jedem einzelnen Tag, egal, was dieser Tag bringen würde.

Seine Gnade gab mir auch die Zuversicht, dass sie für Bob da sein würde, wenn er sie brauchte. Der Tod ist ein Rätsel, das keiner von uns wirklich versteht, aber wir können darauf vertrauen, dass Jesus während unseres Lebens für uns da ist. Und er versichert uns, dass wir auch im Augenblick unseres Todes auf ihn vertrauen können.

In seinem Buch »Angels« schrieb Billy Graham, dass Engel auch bei unserem Hinscheiden da sein werden, um uns beizustehen.[5]

---

[5] Billy Graham, *Angels* (Waco, Texas: Word Publishing, 1994), S. 164 (deutsche Ausgabe: Billy Graham, Von unsichtbaren Mächten geborgen, Hänssler Verlag)

Er erzählte die Geschichte von einer jungen freiwilligen Missionarin, die plötzlich sehr krank wurde. Sie lebte nur noch einige Stunden, und als sie starb, waren ihr junger Ehemann und zwei Studienkollegen von der Bibelschule bei ihr. Bevor sie ihren letzten Atemzug tat, rief sie aus, »Ich sehe Jesus. Ich kann die Engel singen hören.«[6]

Eine gute Bekannte erzählte mir, dass ihr Mann kurz vor seinem Tod ein ähnliches Erlebnis hatte. Er hatte in einem tiefen Koma gelegen, als er plötzlich kerzengerade im Bett saß. Mit weit offenen Augen rief er: »Halleluja!«

Was er wohl sah? Niemand weiß es, aber seine Frau war beruhigt über das, was geschehen war. Sie setzte sich schnell an seine Seite, als er die Augen schloss und wieder in die Kissen sank. Kurz darauf starb er.

Mein Pastor gab mir das folgende Gedicht mit dem Titel »Die Gnade des Sterbens«, geschrieben von J. T. Bolding:

Wenn ich das wunderbare Ende meiner Tage erreiche,
Und die Gezeiten meines Lebens abnehmen;
Wenn ich mich der Ziellinie des Rennens nähere,
Gib mir bitte, oh mein lieber Herr, die Gnade des Sterbens.

Oh, welch wunderbare Aussicht, mit dir zu leben!
Oh, welche Freude, von aller Sünde befreit zu sein!
Oh, wie großartig wird es sein, wenn wir mit dir
unseren eigenen Platz haben werden,
Und dorthin gehen können mit der süßen Gnade des Sterbens.

Bis dahin, gewähre mir, Herr, deine gute Gnade zu leben,
Tag für Tag, wenn ich lache, liebe und gebe;
Wenn dann meine Zeit kommt, da ich dem kalten Jordan
des Todes gegenüberstehe,
Gewähre mir, teurer Herr, die Gnade des Sterbens.

---

[6] Ebenda, S. 168

»Geboren werden hat seine Zeit, sterben hat seine Zeit« (Prediger 3, 2). Als die Zeit kam, da Bob zu seinem Herrn heimgehen sollte, war ich zuversichtlich, dass Gottes »Gnade zu sterben« für ihn da war.

Der Prophet Jesaja erinnert uns daran, wenn wir Gott rufen, wird der Herr uns antworten (Jesaja 58, 9). Wenn wir seiner Gnade bedürfen, sei es im Leben oder im Tod, sie wird für uns da sein.

❋❋❋

Gnade ist der Klebstoff, der ein Leben zusammenhalten kann.

Kapitel 5

Helfende Hände
und Telefontherapie

Einer trage des andern Last, so werdet ihr das Gesetz Christi erfüllen.
Galater 6, 2

Die Besuche von Schwester Gail zweimal pro Woche wurden zu Lichtblicken in der Routine, mit einer fortschreitenden Krankheit zurechtzukommen. Sie lachte, als sie uns von den Eskapaden ihres halbwüchsigen Sohnes und ihrer Tochter erzählte. Wir teilten die Erschütterung ihres Sohnes, als er seinen Führerschein verlor, weil er in einen Autounfall verwickelt war. Wir hatten Mitleid mit ihrer Tochter, als sie ihren Freund verlor, als er zum Studium in eine andere Stadt ging. Wir erzählten ihr unsere Probleme, da unsere Kinder auch einige Schwierigkeiten für uns verursacht hatten. Wir freuten uns auf jeden Besuch als nächstes Kapitel in ihrer Fortsetzungsgeschichte.

Schwester Gail war auch eine gute Zuhörerin. Sie verstand sowohl meine emotionalen als auch medizinischen Probleme, und oft hatte sie eine Lösung für beide. Obwohl ich selbst Krankenschwester war, hatte sie eine ganz andere Erfahrung als ich, und oftmals war ich in großem Maße von ihrem Wissen und ihrem Rat abhängig.

Während einem ihrer ersten Besuche bemerkte sie Bobs zunehmende Verwirrung, als sie ins Schlafzimmer kam und ihn wie gewohnt fröhlich begrüßte. »Na, wie geht es heute?«, fragte sie, schwenkte ihre schwere, schwarze Arzttasche auf das gegenüberliegende Doppelbett und setzte sich hin.

»Nicht so gut«, erwiderte Bob, »ich habe Probleme, den Bericht für die Sitzung morgen fertig zu bekommen.«

Schwester Gail blinzelte ein wenig und warf mir einen Blick zu.

»Bob«, sagte sie freundlich, »morgen ist gar keine Sitzung. Sie sind ein wenig durcheinander.«

Bob überlegte einen Augenblick, was sie gesagt hatte, und sagte dann mit einem verblüfften Gesichtsausdruck: »Aber Sie haben doch gesagt, morgen wäre eine Sitzung.«

»Kann schon sein«, antwortete Gail, »aber ich glaube, es wird Ihnen etwas besser gehen, wenn Sie noch ein wenig zusätzlichen Sauerstoff bekommen.« Sie erklärte ihm, dass der Typ seiner Krebserkrankung oftmals daran schuld war, dass sein Gehirn nicht ausreichend mit Sauerstoff versorgt wurde.

Schwester Gail rief Bobs Onkologen an, bekam ein Rezept für Sauerstoff und rief dann die Firma für medizinische Hilfsmittel an.

»Heute Nachmittag werden sie den Sauerstoff bringen«, sagte sie uns, als sie sich wieder auf den Weg machte, »und ich werde morgen vorbeikommen und nachsehen, ob es hilft.«

Nachdem ich sie zur Tür gebracht hatte, bemerkte ich: »Ich hoffe wirklich, dass er nicht anfängt, in seiner Verwirrung Käfer zu sehen.« Während meiner aktiven Zeit als Krankenschwester war eine meiner Aufgaben, mich um Alkoholiker zu kümmern, die nicht existierende Käfer auf ihrer Bettdecke herumkrabbeln sahen.

Schwester Gail lachte. Sie hatte auch Alkoholiker gepflegt. »Ich glaube nicht, dass Sie sich um Käfer Sorgen machen müssen.«

Später am Nachmittag schleppte ein Auslieferungsfahrer einen schweren grünen zylindrischen Sauerstoffbehälter in unser Schlafzimmer. Er stand am Fußende von Bobs Bett wie ein Wachposten und verströmte Sauerstoff durch einen dünnen Kunststoffschlauch in seine Nase.

In der Nacht weckte Bob mich, damit ich ihm ins Badezimmer helfen sollte. Verschlafen machte ich das Licht an und senkte das Gitter an seinem Bett. Zu meiner Überraschung machte Bob keine Anstalten aufzustehen.

»Sieh mal an die Decke«, sagte er. »Da oben ist ein Käfer.«

»Nein, Liebling, da oben ist kein Käfer«, versicherte ich ihm und griff nach seiner Hand, um ihn zu trösten.

»Was ist denn los mit dir«, schnauzte er mich an. »Kannst du etwa nicht den Käfer da oben sehen?«

»Bob, du bist nur ein wenig durcheinander. Da ist kein Käfer.«

Er bestand darauf, dass er einen Käfer sah. Schließlich sah ich hoch an die Decke über seinem Bett. Und tatsächlich war da eine kleine, schwarze, langbeinige Spinne, die langsam von einer Seite des Raumes zur anderen wanderte.

Ich lachte. Ein gewisser Sinn für Humor ist absolut notwendig, wenn man einen kranken Menschen pflegt. Mit einem Papiertaschentuch in der Hand balancierte ich auf der Bettkante von Bobs Bett und ermordete den Eindringling.

Als Schwester Gail am nächsten Morgen anrief, berichtete ich ihr, dass der Sauerstoff half – aber vielleicht war er nicht ganz so verwirrt, wie wir geglaubt hatten. Dann erzählte ich ihr von unserem nächtlichen Käfer an der Decke.

Ein paar Tage später bestellte Schwester Gail einen Sauerstoffkonzentrator als Ersatz für den sperrigen Sauerstoffbehälter. Diese Maschine war etwa so groß wie ein Raumbefeuchter und konzentrierte die Raumluft in reinen Sauerstoff. Räder und längere Schläuche ermöglichten es Bob, hinaus in den Garten zu gehen und trotzdem genügend Sauerstoff zu bekommen. Wir nannten die Schläuche seine Leine.

Der Sauerstoff half gegen seine Verwirrung, aber die Schläuche taten ihm in der Nase weh. Als ich Schwester Gail von unserem neuen Problem berichtete, schlug sie vor, wir sollten einen weichen rosa Lockenwickler mit Gummi als Polster verwenden.

Wenn ich das Gummi löste, konnte ich den weichen Kunststoff so um die Schläuche wickeln, dass Bob unter der Nase keinen Druck verspürte. Als ich mein Werk betrachtete, bemerkte ich: »Dein rosa Schnurrbart verleiht dir ein vornehmes Äußeres.«

»Es ist mir egal, wie es aussieht«, sagte Bob, »solange es meiner Nase hilft.« Ich lachte und nannte ihn den Rosaroten Panther.

Bob hatte jedoch andere Probleme, und eine Vielzahl von Leuten halfen uns dabei. Tom und Bonnie belegten den ersten Platz auf unserer Helferliste. Tom war pensionierter Feuerwehrmann und Bonnie war nicht berufstätig, so dass sie die Zeit zum Helfen hatten. Sie hatten mehr Zeit zu helfen, als ich mir je hätte vorstellen können.

Tom und Bonnie genossen es wirklich, Gott dadurch zu dienen, dass sie Dinge für andere Menschen taten. Das machte es mir leicht, ihre Hilfsangebote anzunehmen.

Eines Tages bemerkte ich, wie gern ich den Vögeln zusah. »Hättest du gern ein Vogelhäuschen?«, fragte Tom.

»Ja, das wäre schön«, erwiderte ich.

»Dann werden wir dir eines besorgen.«

Ein paar Tage später kam er mit einem Vogelhaus. Er betonierte den Pfahl in den Boden ein und baute noch eine Platte für die Eichhörnchen an. Er besorgte mir auch noch ein Vogelbad. Er stellte es zusammen mit zwei großen roten Geranien zwischen zwei Sassafras-Bäume in den Hof.

»Du hast ein richtiges Vogelparadies gebaut«, bemerkte ich, als wir alle sein Werk bewunderten. »Meinst du, ich sollte ein Schild in den Hof stellen und Eintritt nehmen?«

Tom antwortete nicht. Ich wusste, dass er ein Hörproblem hatte, aber in der letzten Zeit war es so schlimm geworden, dass es notwendig geworden war, anderen von den Lippen zu lesen. Bonnie gab ihm einen sanften Stoß, um ihn darauf aufmerksam zu machen, dass ich etwas gesagt hatte. Als er mich ansah, wiederholte ich, was ich gesagt hatte.

»Ich freue mich, dass es dir gefällt«, sagte er stolz.

Auch Bonnie war großzügig mit ihrer Hilfe. Als Bob noch am Tisch essen konnte, kochte sie mehr als einmal zu Hause Abendessen, brachte es zu uns, und wir aßen es gemeinsam. Wir genossen das Essen, aber viel wichtiger noch war für uns, dass sie da waren.

Bonnies größte Hilfe waren ihre Telefonanrufe. Jeden Abend rief sie mich an, um sich zu erkundigen, wie mein Tag gewesen war. Anders als einige andere meiner Freunde erzählte sie mir nicht von ihren Problemen. Sie hörte sich meine an. Ich konnte bei ihr alles abladen, und ich freute mich jeden Abend auf ihren Anruf. Als sich Bobs Krankheit verschlechterte, fühlte ich mich oft isoliert, als ob mich die vier Wände einsperren würden, und sie wurde mein Kontakt zur Außenwelt.

Ich bin sicher, dass es für sie manchmal auch schwierig war, mich anzurufen, aber egal, wo sie war, sie rief mich an. Da sich Bobs Zustand verschlechterte, war gerade dieser Kontakt mit einem anderen Menschen die Lebensader, die ich brauchte, um selbst nicht verrückt zu werden.

Gegen Ende von Bobs Krankheit rief sie oft auch noch einmal nachmittags an. »Ich will nur sehen, ob es dir gut geht«, sagte sie, wenn ich den Hörer abnahm. Dann unterhielten wir uns nur ein paar Minuten.

Andere Freunde und Nachbarn halfen auch. Eines Abends, als Bob eingeschlafen war und das stille Haus mir ein besonderes Gefühl der Einsamkeit vermittelte, rief eine Bekannte an und fragte mich, ob ich einen frisch gebackenen Kuchen haben wollte. Ein frisch gebackener Kuchen? Um zehn Uhr abends?

Als ich meine Überraschung zum Ausdruck brachte, sagte sie: »Ich musste heute Abend noch einen ›Hermann‹-Kuchen backen, und ich dachte, du hättest ihn vielleicht gerne. Soll ich ihn dir rüberbringen?«

»Klar, gerne«, antwortete ich, dankbar, dass ich Kontakt zu einer anderen lebenden Seele haben würde. »Aber was ist ein ›Hermann‹-Kuchen?«

Sie lachte, dann erklärte sie mir, dass er mit Sauerteig gemacht war, der innerhalb einer bestimmten Zeit verarbeitet werden müsste, weil er sonst verdürbe. An festgelegten Tagen musste man eine Reihe bestimmter Zutaten zugeben, bis zum zehnten Tag, wenn die Hälfte des Teiges gebacken wurde. Die andere Hälfte kam wieder in den Kühlschrank, und die ganze Prozedur begann von neuem.

Ein paar Minuten später brachte mir Barbara einen Kuchen, in Alufolie eingepackt. Ich dankte ihr überschwänglich. Sie hatte meine Einsamkeit mit ihrer Freundschaft erleichtert, und hatte meine Anspannung wie eine beruhigende Tasse Tee am Ende eines anstrengenden Tages weggenommen.

Der noch warme Kuchen schmeckte vorzüglich, aber ihre Sorge, ihr Ausdruck von Liebe, bedeutete mir mehr als die Schokoladenglasur. Als ich von dem Kuchen aß, zusammen mit einem Glas Milch, schienen meine Probleme nicht mehr ganz so drückend zu sein.

Viele andere Leute halfen uns auf vielfältige Art und Weise.

Bobs Verdauungsschwierigkeiten waren zu einem größeren Problem geworden. Je mehr Schmerzmittel der Arzt ihm verschrieb, desto schlimmer wurde es. Die Abführmittel richtig zu dosieren war eine Herausforderung.

Eines Tages musste Bob dringend zur Toilette. Sofort versuchte ich, ihm aus dem Bett zu helfen, aber die Dringlichkeit des Augenblicks war zu viel für ihn. Er rutschte aus und fiel zwischen Bett und Nachttisch.

Bob war zu schwach, um selbst aufzustehen, und er war zu schwer für mich, um ihn aufzuheben. Ich hatte keine Ahnung, wie ich ihn wieder zurück ins Bett bekommen sollte, geschweige denn ins Bad.

Mein Nachbar mähte gerade den Rasen, und so rannte ich nach draußen und rief verzweifelt nach ihm. Er half mir, Bob wieder auf die Füße zu stellen, und brachte ihn dann ins angrenzende Badezimmer. Wir waren dankbar für seine Hilfe, aber sowohl Bob als auch mir war dieses notwendige Eindringen in unsere Privatsphäre ein wenig peinlich.

Als ich mich wieder gefangen hatte, fiel mir der Bibelvers ein, der besagt: »Ehe sie rufen, will ich antworten« (Jesaja 65, 24). Da dankte ich Gott wirklich, denn nur wenige Minuten, bevor wir offensichtlich Hilfe brauchten, hatte er für einen hilfsbereiten Nachbarn gesorgt.

Eine andere Art Hilfe kam von unserer Familie. Ende Mai verbrachten Gary und Dana ein Wochenende bei uns, um Blumen zu pflanzen und den Garten herzurichten. Dana liebte Blumen und Gary arbeitete viel mit.

In den vergangenen Jahren hatte ich ein paar Petunien entlang der Vorderseite des Hauses gepflanzt, aber das war auch schon alles an Gartenarbeit. Dana und Gary setzten Steinkraut, Verbenen, Salbei, Akeleien, und Buntnesseln. Neben der Hecke im Garten schuf Gary einen kleinen Steingarten, wo er noch einen Schneeball-Strauch und Begonien pflanzte. Nie zuvor hatte ich solch einen exotischen Garten gehabt.

Als Bob und ich auf der Terrasse saßen und ihnen zusahen, fragte er: »Meinst du, Gary wird Dana heiraten?«

»Ich hoffe es«, erwiderte ich. »Was denkst du?«

»Ich glaube nicht. Gary ist mit der Fliegerei verheiratet.«

Oft schon hatte ich das Gleiche gedacht. Gary hatte immer Flugzeuge geliebt und wollte Pilot werden. Sein Traum war immer das Fliegen gewesen. Als er ans College ging, wusste ich, dass sein Hauptfach etwas mit dem Fliegen zu tun haben würde. Von diesem Wunsch ist er nie abgewichen. In der High School und auf dem College hatte er nur selten eine Freundin. Die Fliegerei beanspruchte seine ganzen Interessen. Dana war seine erste ernsthafte Freundin.

Es war ein schönes Wochenende. Als Dana und Gary ihre Sachen zusammenpackten, um wieder zu fahren, bat mich Bob um ein Blatt Papier und einen Stift. Als ich ihm die Sachen gab, zog er sich die Nachttischplatte über die Beine und zog an dem Hebel, um das Kopfende seines Bettes steiler zu stellen. Schnell schrieb er eine Notiz und gab sie Dana.

»Lies es bitte erst, wenn ihr unterwegs seid«, sagte er zu ihr.

Später erfuhr ich, was er geschrieben hatte: »An Dana – ich weiß nicht, wie lange Zeit mir Gott noch gegeben hat, aber ich kann mir keine bessere Wahl für das Leben meines Sohnes vorstellen als dich. Wenn du das gelesen hast, kannst du es Gary und Mom zeigen. In Liebe, Dad – Bob.«

Bob, der selten seine Gefühle zeigte, hatte eine Facette seines Lebens eröffnet, die ich noch nie zuvor an ihm gesehen hatte.

Im Laufe des Sommers erhielten wir viele Notizen und Karten von Freunden, die uns viel bedeuteten, ganz besonders Bob. Er freute sich jeden Tag auf die Post. Karten waren sein Kontakt zur Außenwelt, und die Sicherheit, dass andere an ihn dachten.

Ich schätzte besonders die Karten, die an uns beide adressiert waren. Das zeigte mir, dass anderen bewusst war, dass auch ich eine schwere Zeit durchmachte. Wenn sie unsere Namen über die aufgedruckten Grüße schrieben oder einige Worte in einem Vers zur Betonung unterstrichen, spürte ich, dass es eine persönliche Botschaft war, und nicht nur eine kommerzielle Grußkarte. Ein kleiner Satz wie »ich bete für euch« gab mir geistlichen Auftrieb. Wenn man leidet, bedeuten einem kleine Dinge besonders viel.

Bevor Bob krank wurde, war ich mir niemals richtig sicher, wie ich andere trösten oder ihnen Hilfe anbieten sollte. Eigene Erfahrungen sind jedoch der Schmelztiegel, in dem man Lektionen lernt, und heute weiß ich ganz genau, wie man es macht. Wenn etwas gebraucht wird, gib es. Wenn ein Garten gejätet werden muss, jäte ihn. Wenn ein Freund Hunger hat, bring ihm etwas zu essen. Wenn ans Haus Gebundene einsam sind, besuche sie.

All das lässt sich mit einem Wort zusammenfassen: Liebe. Ohne den Beweis der Liebe Gottes, hat alles andere kaum Bedeutung (siehe 1. Korinther 13, 13).

❊❊❊

Eine helfende Hand ist eine nützliche Hilfe.

Kapitel 6

Eine steinige Berg- und Talbahn

[Jesus sagt], »Meinen Frieden gebe ich euch. ...
Euer Herz erschrecke nicht.«
Johannes 14, 27

Während Bobs Krankheit erinnerten mich meine Gefühle an eine Berg- und Talbahn. So wie kleine Wagen auf Schienen in große Höhen hinauftuckern und dann mit rasendem Tempo wieder in die Tiefe jagen, so wechselten meine Gefühle mit ähnlicher Geschwindigkeit und Vielfalt.

Ich war oft ganz nahe daran, in Tränen auszubrechen, wenn ich einsam, hilflos, frustriert, gelangweilt war – und mich schuldig fühlte. Es war nicht leicht, damit fertig zu werden.

Mit Bobs zunehmender Krankheit war die Langeweile am schlimmsten für mich. Es gab kein Entrinnen von diesem Druck. Bob konnte nicht allein zu Hause bleiben, und so war ich Stunde um Stunde, Tag für Tag ans Haus gefesselt.

Gail zählte drei Gründe auf, warum es gefährlich war, Bob allein zu lassen: Konnte er irgendwo anrufen, wenn er Hilfe brauchte? Konnte er aus dem Haus kommen, wenn es brannte? War er geistig rege genug, um eine Gefahr zu erkennen? Da Bobs klares Denken und seine Beweglichkeit ständig nachließen, wurde das Risiko, ihn allein zu lassen, immer größer. Jederzeit konnte er fallen und sich ernstlich verletzen. Ich konnte nirgends mehr hingehen und nichts mehr tun.

Bevor Bob ernstlich krank wurde, war ich dreimal pro Woche morgens zum Senioren-Aerobic gegangen. Einmal im Monat traf ich mich mit Freunden zum Mittagessen. Eine Reihe von Aktivitäten in unserer Gemeinde hielten mich auf Trab. Bob und ich gingen gewöhnlich sonntags zweimal zur Kirche und mittwochs abends zur Bibelstunde und zu Gebetstreffen. All das konnten wir nun nicht mehr tun, und alle Tage wurden auf eine monotone Routine reduziert.

Meine Rolle wandelte sich von der Ehefrau zur Pflegerin. Ich war oft frustriert, wenn ich versuchte, meinen Tagen einen Sinn zu geben. Ich versuchte, Bob für das Fernsehen zu interessieren, aber er war nicht in der Lage zu verstehen, was passierte. Er verlor sogar sein Interesse an den Footballspielen. Vor seiner Krankheit hatte er kaum eine Fernsehübertragung versäumt.

In der Hoffnung, sein Interesse wieder zu wecken, hatte ich zusätzlich einen Sportkanal abonniert. Das alles brachte aber nur noch mehr Verwirrung für ihn. Der zusätzliche Sportkanal bedeutete, dass Bob eine weitere Fernbedienung bedienen musste – er schaffte es nicht.

Freunde liehen uns Videofilme, aber er konnte die Handlung nicht verstehen und bat meistens darum, sie abzuschalten. Ich versuchte, ihn für unseren lokalen christlichen Radiosender zu interessieren, aber nach ein paar Minuten schaltete er das Radio wieder aus.

Eine normale Konversation war kaum noch möglich. Ich konnte ihm manchmal etwas vorlesen, aber selbst das wurde enttäuscht durch seine vielen Unterbrechungen.

Ich ging immer gern hinunter ins Erdgeschoss an meinen Computer, aber schon nach ein paar Minuten rief Bob wieder nach mir. Gewöhnlich hatte seine Stimme einen verzweifelten Unterton. Ich rannte dann die Treppe hinauf und erwartete, einen Notfall vorzufinden, und dann wollte er einfach nur wissen, wie lange es noch bis zum Mittagessen dauerte. Bald gab ich es auf, noch irgendetwas am Computer zu tun. Die Langeweile hatte die Oberherrschaft.

»Bitte, Gott«, betete ich oft, »hilf mir, verständnisvoll zu sein. Hilf mir, deine Geduld und deine Freude zu haben.«

Es gab Tage, da hatte ich den Eindruck, das Haus wäre mein Gefängnis. Wenn ich meine Nachbarn kommen und gehen sah, wünschte ich mir frei zu sein, um das auch tun zu können. Manchmal war ich richtig verärgert. Dann fühlte ich mich schuldig, denn es gab nur einen Weg, wie ich wieder frei sein konnte, um zu tun, was ich wollte.

Ich betete um Vergebung für meine Gedanken. Dann erinnerte ich mich daran, dass es in Philipper 4, 6 heißt, dass man sich um nichts sorgen soll – sondern in allen Dingen unsere Bitten in Gebet und Flehen mit Danksagung vor Gott bringen. Danksagung?

Dankbar zu sein war schwierig, bis ich mir meine Segnungen ins Gedächtnis rief: gewöhnliche Dinge wie ein angenehmes Heim, angemessenes Essen, und meine eigene gute Gesundheit, die es mir gestattete, zu hören und zu sehen und mich zu bewegen. Ich war auch dankbar für die Kraft, die es mir ermöglichte, Bob zu Hause zu behalten, und als ich mir die Segnung vor Augen führte, dass ich ihn immer noch bei mir hatte, wurde jeder Tag zu einem wertvollen Geschenk.

Ich war auch dankbar, dass ich meine Belastungen beim Herrn vorbringen konnte und sie bei ihm lassen durfte. Wenn meine Probleme über mir einzubrechen drohten, erinnerte ich mich oft an eine Schrift, die besagte: »Herr, dafür habe ich dich.« Und ich war froh, dass ich mich darauf verlassen konnte, dass er sagte: »Dafür hast du mich.«

Mir fiel das Gedicht »Spuren im Sand« ein, das auch ein Lieblingsgedicht von Bob war. Er erwähnte es so oft, als die Tage schwerer wurden. Seine Botschaft war ermutigend: »Herr, als ich anfing, dir nachzufolgen, da hast du mir versprochen, auf allen Wegen bei mir zu sein. Aber jetzt entdecke ich, dass in den schwersten Zeiten meines Lebens nur eine Spur im Sand zu sehen ist. Warum hast du mich allein gelassen, als ich dich am meisten brauchte?«

Da antwortete er: »Mein liebes Kind, ich liebe dich und werde dich nie allein lassen. Erst recht nicht in Nöten und Schwierigkeiten. Dort, wo du nur eine Spur gesehen hast, da habe ich dich getragen.«

Abgesehen von Langeweile wurden andere Formen von Stress Teil meines Lebens. Eines Tages beschloss Bob, die obere Schublade seines Nachttisches auszuputzen. Darin lagen viele verschiedene Zusammenfassungen von Bibelstunden, die er früher einmal gehalten hatte, und auch gesammelte Flugblätter und andere - Erinnerungsstücke. Ich war damit einverstanden, weil er so eine Weile beschäftigt war, und half ihm bereitwillig dabei, den Papierkorb zu holen.

Bob hatte immer die Angewohnheit gehabt, alles, was er wegwerfen wollte, zu zerreißen. Während ich ein paar Dinge in der Küche erledigte, verbrachte er die nächste Stunde damit, fröhlich Papier in winzige Fetzchen zu zerreißen. Später entdeckte ich, dass er die Betriebsanleitungen für den Schneeräumer, den Rasenmäher und den Radiowecker zerrissen hatte.

Wieder einmal brachte ich das Problem bei Jesus vor. Es änderte nichts an der Situation, aber es half meiner Einstellung dazu.

Obwohl Bob immer da war, war ich oft sehr einsam. Da sich Bobs Geisteszustand ständig verschlechterte, war er keine große Gesellschaft für mich. Ich sehnte mich nach Kontakten zu anderen Menschen. Bekannte aus der Gemeinde kamen vorbei, um uns zu besuchen, aber es gab Stunden, wo ich allein war – und einsam.

Eines Tages, als Bob gerade seinen Mittagsschlaf hielt, ging ich nach draußen, um unter seinem Schlafzimmerfenster Unkraut zwischen den Blumen zu jäten. Wenn er mich brauchte, konnte ich ihn gut hören. Als ich gerade die Hände im Blumenbeet hatte, sah ich, wie ein UPS-Lieferwagen in der Kurve anhielt. Der Fahrer sprang hinaus und brachte den Nachbarn ein Paket. Ich hatte ein ganz starkes Bedürfnis, hinüberzulaufen und zu fragen, ob er mit mir sprechen wollte. Ein freundliches Hallo hätte mir schon geholfen.

Dann lachte ich über mich selbst und sagte halblaut: »Es ist ganz schön schlimm, wenn man so einsam ist, dass man den Fahrplan des UPS-Fahrers durcheinanderbringen will, nur um mit jemandem zu reden.«

Ich musste mich daran erinnern: *Dafür* habe ich Jesus.

Und wieder wurde die Schuld ein wichtiger Faktor für mich. Anfang Juni, als Bob nach draußen in den Garten gehen konnte, machte ich ein wenig Gartenarbeit. Ich pflanzte Buchsbaum entlang des hinteren Zauns und Begonien in eine Ecke des Hofes. Später am Abend fühlte ich mich schuldig, weil ich die Zeit nicht mit Bob verbracht hatte. Mir war klar, unsere gemeinsame Zeit war kurz – war es dann wirklich so wichtig, dass ich ein paar Blumen pflanzte?

Aber was hätte ich tun können, außer einfach neben ihm zu sitzen? Meine Schuldgefühle sagten mir, dass ich das hätte tun sollen. Die eine Zeile von einem Gedicht, an das ich mich aus meinem Englischunterricht in der High School erinnerte, stammte aus Miltons »Sonnet on His Blindness:« »Die tun auch einen Dienst, die nur stehen und warten.« Manchmal ist das Wichtigste, was wir tun können, »nichts zu tun«.

Ich fühlte mich auch schuldig, weil ich gesund war und Bob krank, als wenn ich irgendwie seine Krankheit mit ihm teilen müsste und so sein Leiden vermindern könnte. Diese Schuld hatte keinerlei Substanz, aber sie quälte mich dennoch.

Wenn ich am Ende jedes Tages meine Probleme an den Herrn abgeben konnte, fühlte ich mich besser. Dafür hatte ich Jesus.

Eines Morgens stieß ich mir den Zeh, als ich die Zeitung von der vorderen Veranda nach einer eher schlaflosen Nacht holen wollte. Ich rief vor mich hin: »Hört das denn niemals auf?!!« Und schon überkamen mich wieder Schuldgefühle. Es gab nur einen Weg, wie alles aufhörte, und ich schämte mich, dass ich mich nach dieser Erleichterung sehnte.

Manchmal war ich hundemüde. Bob weckte mich zwei- bis dreimal pro Nacht. Er rüttelte immer am Gitter seines Bettes, und ich fürchtete dieses Geräusch. Schuldgefühle trieben mich, wenn ich nicht sofort aufstand.

Meine Geduld und meine Kraft schienen manchmal bis zum Zerreißen gespannt zu sein. Bob wollte nicht anspruchsvoll sein, aber oftmals machte er seine Bedürfnisse zu seinem vordringlichen Interesse. Als wir noch gemeinsam im Esszimmer unsere Mahlzeiten einnehmen konnten, wollte er gleich wieder ins Bett, nachdem er fertig war, ob ich nun zu Ende gegessen hatte oder nicht. Im Sitzen hatte er stärkere Schmerzen, und darum wollte er sich wieder hinlegen. Gewöhnlich ließ ich mein Essen zur Hälfte zurück und aß es auch nicht mehr auf. Einen Nutzen hatte das Ganze für mich: Ich verlor die zehn Pfund, die ich schon seit fünf Jahren abtrainieren wollte.

Da Bobs Krankheit weiter fortschritt, wurde unsere Morgenroutine noch anstrengender. Sobald er aufgewacht war, wollte er seine Schmerztabletten. Ich musste auch das Bett glatt ziehen, die Zeitung von der Veranda holen und sein Frühstück vorbereiten. Es interessierte ihn nicht, ob ich Zeit hatte, mich anzuziehen oder nicht.

Um mich geistig fit zu halten, veranstaltete ich im Kopf einen Wettbewerb, um zu sehen, wie viele Aufgaben ich erledigen konnte, bevor er mich daran erinnerte, was als Nächstes zu tun war. Dafür gab ich mir dann Punkte. Auf diese Weise wurden –seine Bitten eher eine Herausforderung als eine Belästigung.

Manchmal war das Gefühl der Hilflosigkeit beinahe überwältigend. Ich konnte doch so wenig für Bob tun. Ich versuchte, ansprechende Gerichte zu kochen, aber aufgrund seines schwindenden Appetits wollte er immer nur sehr wenig essen. Er nahm ständig ab. Wenn ich ihn ermutigte, hinaus auf die Terrasse zu kommen, um die Nachmittagssonne zu genießen, beklagte er sich über die Hitze und wollte bald wieder in das klimatisierte Schlafzimmer zurück. Wir versuchten, Dame zu spielen, aber er konnte sich nicht erinnern, mit welcher Farbe er spielte oder in welche Richtung er seine Steine setzte.

Einmal mehr, dafür hatte ich Jesus.

Auch Bob hatte seine Bereiche, wo er Enttäuschungen erlebte. Es schmerzte ihn, dass andere Leute, ich eingeschlossen, Arbeiten verrichteten, die er sonst immer getan hatte. Ich wusste, er fühlte sich gedemütigt, wenn er untätig in einem Stuhl mit seinem Sauerstoff saß, und unser Nachbar auf unser Hofdach kletterte, um die Dachrinnen von den Frühlingsblüten eines überhängenden Baumes zu reinigen. Das war immer Bobs alljährliche Aufgabe gewesen.

Wir waren gezwungen, einen Rasenmäherdienst zu beauftragen, den Rasen zu mähen, was Bob immer gemacht hatte. Sogar wenn ich den Abfall jede Woche in die Mülltonne brachte, erinnerte es ihn daran, dass er es nicht mehr tun konnte.

Und das Schreckgespenst des Todes war immer bei ihm. Eines Tages, als er seine Gehhilfe die hintere Stufe in den Garten hinunter manövrierte, während ich ihn am Gürtel festhielt, um ihm Halt zu geben, sagte er ganz einfach: »Ich weiß, dass ich sterben muss.« Er blickte mich nicht an, als er das sagte. Er sprach leise, als ob er nur etwas Belangloses gesagt hätte, aber es bewies mir, dass der bevorstehende Tod in seinem Geist immer präsent war. Es war die Aussicht auf den Himmel, die uns beiden ein Trost war.

Für all das hatten wir beide Jesus.

Was ich wirklich für Bob tun konnte, war, ihn meiner Liebe zu versichern – gleichgültig unter welchen Umständen. Ich senkte das Gitter an seinem Bett, lehnte mich gegen seine Brust und umarmte ihn. Er schloss mich in seine Arme und wir drückten einander. Danach ließ ich meinen Kopf noch ein wenig auf seiner Brust liegen. Das rhythmische Schlagen seines Herzens tröstete mich und festigte das Band unserer Liebe. Dieses Zusammensein nannten wir »Kuschelzeit«.

Eines Tages, als ich auf seiner Bettkante saß, nahm Bob mein Gesicht in seine Hände und blickte mir lange in die Augen. Schließlich sagte er: »Du bist so schön. Und ich liebe dich so sehr.«

Ich war bei weitem nicht schön, aber ich war dankbar, dass »die Schönheit im Auge des Betrachters« ist. Seine Meinung war alles, was für mich zählte.

Tränen stiegen mir in die Augen. »Ich liebe dich auch«, antwortete ich.

Die Liebe wird im Galaterbrief (Kapitel 5, Vers 22) als erste Frucht des Geistes genannt. Vielleicht ist sie ein besseres Spiegelbild Christi in unserem Leben als jede andere Eigenschaft.

Teile die Last mit Gott, dann wird sie leichter.

Kapitel 7

Das Marathonrennen

**Lasst uns ablegen alles, was uns beschwert,
und die Sünde, die uns ständig umstrickt,
und lasst uns laufen mit Geduld in dem Kampf,
der uns bestimmt ist ...**
Hebräer 12, 1

Ende Juli, als Bob seine Gehhilfe vom Schlafzimmer ins angrenzende Bad bewegte, sagte er: »Ich muss dich etwas fragen.« Obwohl es erst neun Uhr morgens war, klang seine Stimme sehr ernst.

»Was ist denn?«

Er sah weg, seine Stimme zitterte ein wenig, und er fragte: »Würdest du schlecht von mir denken, wenn ich mir das Leben nähme?«

Die Frage versetzte mir einen Schock. Hatte ich richtig gehört? »Was hast du gesagt?«

Er wiederholte die Frage mit monotoner Stimme. »Würdest du schlecht von mir denken, wenn ich mir das Leben nähme?«

Ich wusste, dass er die Krankheit leid war, und ich wusste, dass es keine Freude war, nur noch den Tod vor Augen zu haben, aber zu wissen, dass Bob über Selbstmord nachdachte, verwirrte mich. Ich wartete einige Sekunden, bevor ich antwortete, denn ich wollte sicher sein, dass ich das Richtige sagte.

»Nein, natürlich würde ich nicht schlecht von dir denken. Ich würde dich immer noch lieben – sehr – aber ich hoffe doch, dass du es nicht tust.«

»Meinst du, ich würde meine Erlösung verlieren?«

»Nein, aber du könntest dein Zeugnis als Christ verlieren. Denk an deine Söhne und Enkelkinder.«

Wenn sie erfahren würden, dass er sich das Leben genommen

hätte, würden sie ihn für einen Feigling halten? Wäre das das Einzige, woran sie sich erinnern würden – würden sie dann ihre Erinnerungen an seine Liebe zu ihnen, seine Geschenke, und das christliche Erbe, das er ihnen vorzuleben versucht hatte, verdrängen?

»Mach dir keine Sorgen«, sagte er. »Ich habe nicht den Mut, es zu tun.«

»Da bin ich aber froh«, erwiderte ich und versuchte, erleichtert zu klingen. »Ich würde mich freuen, wenn ich dich noch eine Weile um mich hätte.«

Ich griff nach seiner Hand, sah ihm in die Augen und flüsterte beinahe: »Ich weiß, dass es hart ist. Aber wenn es hart wird, schenkt Gott uns seinen Mut.«

Mut? Ich erinnere mich an den Mut, den Bob bewies, als er sich zwang, nach seinem ersten Krebsanfall wieder zur Arbeit zu gehen. Nie im Leben war er ein Mensch gewesen, der schnell aufgab. Niemals war er vor einer Herausforderung davongelaufen.

Die Versuchung davonzulaufen war groß, aber das Wort Gottes versichert uns der göttlichen Hilfe, wenn wir sie am nötigsten haben: »Gott ist treu, der euch nicht versuchen lässt über eure Kraft, sondern macht, dass die Versuchung so ein Ende nimmt, dass ihr's ertragen könnt« (1. Korinther 10, 13).

Ich dankte Gott, dass er mir half, mir sein Wort in solchen Zeiten in Erinnerung zu rufen, wenn ich es am meisten brauchte. Ja, Gott würde für einen »Ausweg« sorgen. Er hatte es in der Vergangenheit getan; er würde es in der Zukunft tun. Unsere Aufgabe besteht einzig darin, darauf zu vertrauen, dass er uns seine Gnade gewährt, wenn es darauf ankommt.

Weder Bob noch ich sprachen weiter über diese Sache, und ich dachte, die Angelegenheit sei damit erledigt. Am gleichen Nachmittag jedoch kam sie während des Besuchs unseres Pastors noch einmal an die Oberfläche.

Bob und ich saßen draußen auf der Terrasse, als Pastor Davies kam. Wir begrüßten ihn und luden ihn ein, sich zu uns zu setzen. Die Sommersonne wärmte die Terrasse auf und wir freuten uns über den Schatten, den das überhängende Dach spendete. Während wir ein paar Eichhörnchen beobachteten, wie sie einander um das Vogelhaus herum jagten, unterhielten wir uns über das, was in der Gemeinde passierte.

Unsere Unterhaltung wurde kurz unterbrochen. Da sagte Bob: »Pastor Davies, ich muss Sie etwas fragen. Würden Sie schlecht von mir denken, wenn ich mir das Leben nähme?«

Wenn der Pastor so erstaunt war, wie ich es gewesen war, dann zeigte er es nicht. Er dachte lange nach, bevor er antwortete.

»Sie wissen, Bob«, sagte er, »das Leben ist wie ein Marathonrennen. Wenn Sie auf dem letzten Kilometer aufhören und niemals die Ziellinie erreichen, werden sich die Leute nie daran erinnern, dass Sie überhaupt gelaufen sind. Es hat nur einen Wert, wenn Sie das Rennen zu Ende laufen. Und Sie sind auf diesem letzten Kilometer.

»In den ganzen Jahren waren Sie so vielen Menschen immer ein Zeuge für unseren Herrn. Sie haben in der Sonntagsschule unterrichtet. Sie leiteten Bibelstunden. Wissen Sie, dass viele Leute in der Gemeinde Sie heute für den Mut bewundern, den Sie gegenüber dem Krebs bewiesen haben?«

»Das ist nicht einfach«, sagte Bob leise.

»Niemand hat gesagt, dass es einfach wäre«, fügte Pastor Davies hinzu, »aber Sie haben es getan. Und mit der Hilfe unseres Herrn, werden Sie es auch noch weiter können.«

Pastor Davies schlug seine Bibel beim achten Kapitel des Römerbriefes auf. »Gottes Wort versichert uns, dass wir in allen Dingen durch ihn, der uns liebt, als Sieger hervorgehen können. Und nichts – nicht einmal der Tod – kann uns von der Liebe Gottes trennen, die in Jesus Christus unserem Herrn ist.«

»Das weiß ich«, sagte Bob leise.

»Gott ist der Herrscher«, sagte der Pastor. »Er macht niemals einen Fehler. Oftmals ist sein Zeitplan für das Leben und den Tod nicht identisch mit unserem (siehe Jesaja 55, 9), aber seine Zeitplanung ist vollkommen. Und wir haben nicht das Recht, auf seinem Willen herumzutrampeln.«

Der Pastor schloss seine Bibel. »Wollen wir beten?«

Wir drei traten gemeinsam vor den Thron Gottes, während Pastor Davies unsere Nöte vor den Allmächtigen brachte. Als wir zu Ende gebetet hatten, dankte Bob ihm für seine Hilfe.

Bevor Pastor Davies ging, blieb er bei Bobs Stuhl stehen und legte ihm eine Hand auf die Schulter. »Wie soll ich weiter für Sie beten?«, fragte er.

Ohne auch nur einen Augenblick zu zögern, erwiderte Bob: »Beten Sie, dass ich bis zum Ende treu bleibe. Und dass ich anderen Menschen für Christus ein Vorbild bin.«

In jedem Rennen ist der letzte Kilometer der schwierigste. An dieser Stelle gibt uns Gott unseren »zweiten Wind.« Wir sehen zu Jesus auf, »dem Anfänger und Vollender des Glaubens« (Hebräer 12, 2), damit er uns hilft, diesen letzten Kilometer zu laufen, die Ziellinie zu erreichen und triumphierend erklären zu können: »Ich habe den guten Kampf gekämpft, ich habe den Lauf vollendet, ich habe Glauben gehalten« (2. Timotheus 4, 7).

Blicke auf den Herrn, damit du das Rennen gewinnst.

Kapitel 8

Steine, Töpfe und Fotos

Gebt, so wird euch gegeben. Ein volles, gedrücktes, gerütteltes und überfließendes Maß wird man in euren Schoß geben.
Lukas 6, 38

Flache Steine und quadratische Betonblöcke bildeten einen Gehweg vor den Buchsbäumchen entlang der Kellerwand nahe der Terrasse. Mit den Jahren waren Moos und Gras über die Ränder gewachsen. Eine Reinigung war dringend notwendig.

Während einem der Wochenendbesuche von Gary sprach ich meine Sorge an. »Diese Steine sind eine Katastrophe«, sagte ich. »Ich sollte sie herausnehmen und stattdessen Gras säen.«

»Soll ich das machen?«, fragte er.

»Ja«, erwiderte ich. »Das wäre mir lieb.«

Bevor er zurück nach Columbus fuhr, lockerte Gary die Steine und Betonquader mit einer Schaufel und stapelte sie neben der Terrasse auf.

Als ich ein paar Tage später nach draußen ging, bemerkte ich die gähnenden Löcher im Boden, wo die Steine und die Quader gelegen hatten. Bevor neues Gras gesät werden konnte, mussten zuerst die Löcher mit Erde zugeschüttet werden. Aber wo sollte ich Erde herbekommen? Vielleicht war es doch keine so gute Idee gewesen, sie auszugraben.

Ich beschloss, die beste Lösung wäre, die Steine sauber zu machen und sie dann wieder an ihren Platz zurückzulegen. Nach dem Mittagessen überredete ich Bob, sich auf die Terrasse in den Schatten zu setzen und mir beim Arbeiten zuzusehen.

Ich setzte ihn bequem mit seinem Sauerstoff in einen Stuhl neben dem Gartentisch, dann fragte ich ihn, ob er ein Buch lesen oder Radio hören wollte.

»Nein, ich will dir beim Arbeiten zusehen.«

Ich nahm eine Bürste und einen Eimer mit Wasser. Ich schrubbte das Moos ab und versuchte, den Dreck mit dem Wasser aus dem Eimer abzuspülen. Dann hatte Bob einen Vorschlag: »Wenn du den Gartenschlauch nehmen würdest, wäre es leichter.«

Warum bin ich nur nicht selbst darauf gekommen? Ich rollte den Schlauch ab und stellte einen harten Strahl ein, um die Steine abzuspritzen. Es funktionierte viel besser als mein Versuch mit dem Eimer.

Dann hatte Bob noch einen Vorschlag: »Gib mir den Schlauch und ich spritze die Steine ab, nachdem du sie abgeschrubbt hast.«

Ich war nicht sicher, ob das funktionieren würde, aber Bob bestand darauf. Mir war klar, dass nur dasitzen und mir bei der Arbeit zusehen für sein Ego und seine Selbstachtung hart war. Das Gefühl, gebraucht zu werden, war wichtig für ihn.

Bob sagte mir ganz genau, wie ich die Steine bei seinem Stuhl hinlegen sollte, damit er sie einzeln mit dem Schlauch abspritzen konnte. Ich bewegte mehrere näher zu ihm hin, und widmete mich dann meiner Arbeit, die restlichen Steine abzuschrubben. Da Bob seinen Teil des Projektes ausführte, achtete ich wenig darauf, was er tat.

Als ich wieder nach ihm sah, stellte ich fest, dass er nicht nur die Steine abgespritzt hatte, sondern sich selbst auch. Der Schmutz war überall an ihm, auf dem Gartentisch und auf der Terrasse verspritzt. Seine Hausschuhe waren völlig durchnässt.

»Bob!«, sagte ich laut. »Sieh mal, was du gemacht hast!«

Er war sich gar nicht bewusst, was er angerichtet hatte, und blickte mich mit einem offenen, kindlichen, unschuldigen Ausdruck an.

»Du bist ja tropfnass«, erklärte ich mit verärgerter Stimme.

Ihn zurück ins Haus zu bringen schien mir die einzige Lösung zu sein. Ich drehte das Wasser ab und half ihm, mit seiner Gehhilfe hineinzugehen. An diesem Tag hatte er früh gebadet. Als Schwester Gail am Nachmittag kam, erklärte ich ihr, warum er schon den Schlafanzug anhatte, anstelle angezogen zu sein.

Selbstachtung hat einen Preis, denke ich.

Ein paar Tage später hatten wir eine weitere Krise. Die Toilette lief über, und ich rannte in den Keller hinunter, um den Sauger zu holen, während Bob sich ein Handtuch griff, um das Wasser aufzusaugen.

Bis ich wieder oben war, stand das Wasser im Bad schon ein paar Zentimeter hoch. Mit dem Sauger bekam ich den Abfluss wieder frei, aber der Fußboden war immer noch überflutet.

»Komm, ich bringe dich erst einmal ins Bett«, sagte ich, »und dann mache ich alles sauber.«

Bob ignorierte meinen Vorschlag. »Gib mir noch ein Handtuch«, murmelte er, während er das erste Handtuch auswrang. »Ich bin O.K.«

Es war wichtig für ihn, mir zu helfen. Da er darauf bestand, gab ich nach.

Als alles wieder trocken war, ging Bobs Atem schwer, und seine Haut war ganz fahl. Auch am nächsten Tag war er noch völlig erschöpft. Ich erzählte Schwester Gail, was geschehen war.

»Er hat seine ganze Sauerstoffreserve aufgebraucht. Es wird mindestens zwei bis drei Tage dauern, bis er sich wieder davon erholt hat.«

Sie hatte Recht. Wieder einmal verlangte die Selbstachtung ihren Preis.

Am folgenden Freitag kam Gary unerwartet nach Hause. Er hatte jemanden gefunden, der ihn vom Flughafen nach Hause mitnahm, aber der Rückweg hing an mir. Als er mich fragte, ob ich das schaffen würde, sagte ich: »Sicher, ich finde jemanden, der solange bei Daddy bleibt, während ich dich zum Flughafen bringe.«

Wie gewöhnlich dachte ich dabei an Tom und Bonnie. Sie erklärten sich jedoch bereit, Gary selbst zum Flughafen zu bringen.

»Außerdem würde ich gern einmal das Flugzeug sehen«, sagte Tom.

Gary zeigte ihm das Cockpit und erklärte ihm alle Instrumente. Bonnie erzählte mir hinterher, dass es ihnen viel Spaß gemacht hatte. Einige Wochen später fragten sie, ob sie nach der Kirche noch bei mir vorbei kommen könnten. »Wir haben etwas, was wir dir schenken möchten. Es ist eine Überraschung.«

Bob und ich überlegten, was das wohl für eine Überraschung sein mochte. Sie schenkten uns ein gerahmtes Foto von Gary im Cockpit des Flugzeuges seiner Firma. Tom hatte das Foto gemacht, als sie Gary zum Flughafen gebracht hatten.

Tom hielt das Bild hoch gegen die Wand, damit wir sehen konnten, wie es aussehen würde, wenn es aufgehängt war.

»Das ist eines der besten Bilder von Gary, die ich je gesehen habe«, sagte ich. »Das war wirklich nett von euch.«

Als Tom keine Antwort gab, bemerkte Bonnie, dass er mich gar nicht verstanden hatte, und sagte ihm, dass ich mit ihm gesprochen hatte. Ich wiederholte noch einmal, was ich gerade gesagt hatte.

»Es freut mich, dass es dir gefällt«, sagte Tom. »Wir hatten viel Spaß dabei.«

Nachdem sie gegangen waren, unterhielten Bob und ich uns über Toms Hörproblem. Tom spürte, dass seine Arbeit von fast fünfundzwanzig Jahren als Feuerwehrmann zwischen heulenden Sirenen wahrscheinlich seinen Hörschaden verursacht hatte, aber die Krankenkasse weigerte sich, das anzuerkennen, und wollte ihm auch kein Hörgerät bezahlen. Hörgeräte sind teuer und Toms kleine Rente erlaubte ihm nicht den Luxus, sich selbst eines zu kaufen.

»Meinst du, wir könnten es uns leisten, Tom ein Hörgerät zu kaufen?«, fragte Bob.

Da ich in der Familie für die Finanzen zuständig bin, ging ich im Geiste unseren finanziellen Status durch. »Ich denke schon«, erwiderte ich. Zusätzlich zu unseren Pensionen und der Sozialversicherung hatten wir noch eine kleine Erbschaft von meinen Eltern.

Bobs nächste Frage war nicht leicht zu beantworten. »Meinst du, Tom lässt es zu, dass wir ihm eines kaufen?«

»Ich weiß es nicht. Wir können es versuchen.«

Wir beide wussten, dass Tom sehr stolz war. Wir wollten ihn

auf keinen Fall verletzen, indem wir auf seine Behinderung aufmerksam machten, bzw. ihm das Gefühl gaben, dass er ein Almosen annahm. Für Christen ist es oft leichter zu geben als zu nehmen.

Ich erinnerte mich an eine Begebenheit vor vielen Jahren, als Liz Boyer, meine beste Freundin, mich zu einer Shakespeare-Aufführung mitnahm. Wir waren beide erst kurz verheiratet und hatten beide nicht viel Geld. Als ich gegen ihre Verschwendung protestierte, erwiderte sie: »Jetzt sei nicht unhöflich. Ich möchte es einfach tun.«

Niemand möchte für unhöflich gehalten werden. Das habe ich mir immer gemerkt.

Als Pastor Davies uns das nächste Mal besuchte, sprachen wir ihn auf unser Problem an.

»Wir würden gern für Tom ein Hörgerät kaufen«, sagte Bob, »nicht weil er so viel für uns getan hat, sondern einfach, weil wir es gerne möchten. Es würde mir viel bedeuten, wenn er es zuließe, dass wir ihm eines kaufen.«

»Wenn Sie es ihm so erklären, wüsste ich nicht, warum er es ablehnen sollte«, erwiderte der Pastor.

Als Tom und Bonnie das nächste Mal zu uns kamen, erzählte Bob ihm von unserem Vorhaben. Tom blickte beschämt drein, aber er freute sich. Als er schließlich die Sprache wiedergefunden hatte, sagte er: »Niemand hat jemals so etwas Nettes für mich getan.«

»Dann ist es höchste Zeit, dass wir das ändern«, erwiderte Bob.

Nach ein paar medizinischen Tests und mehreren Terminen zur Anpassung des richtigen Hörgerätes kam Tom eines Tages zu uns und führte uns sein neues Hörgerät vor. Ich entdeckte einen Ausdruck von Freude in Bobs Gesicht, den ich schon lange nicht mehr an ihm gesehen hatte.

Ein paar Tage später kam eine Dankeskarte von Bonnie. Darauf hatte sie Folgendes geschrieben: »Bob, du bist ein ganz besonderer Kanal, durch den Gott mein Gebet erhört hat. Ich habe für einen Weg gebetet, wie wir Toms Hörproblem lösen könnten, und du wurdest ›dieser Weg‹. Da Tom jeden neuen Ton genießt, werden wir immer an euch und euren dauerhaften treuen Dienst für den Herrn erinnert – sogar auf deinem Krankenbett!«

Es gibt kein besseres Heilmittel für geringe Selbstachtung als die Zufriedenheit eines freigebigen Herzens.

Geben macht mehr Freude als Nehmen.

Kapitel 9

Besondere Tage und harte Zärtlichkeit

Dies ist der Tag, den der HERR macht;
lasst uns freuen und fröhlich an ihm sein.
Psalm 118, 24

Zeit wird sehr wertvoll, wenn nur noch wenig davon übrig ist, und ein Feiertag wird schwierig, denn jeder macht sich klar, dass dies wahrscheinlich der letzte mit dem geliebten Menschen ist.

Muttertag war unser erster Feiertag, nachdem Bobs Krankheit akut geworden war. Seit unsere Kinder geboren waren, hatte er immer mit einer Karte und einem kleinen Geschenk dieses besonderen Tages gedacht.

Ein Jahr hatte er es allerdings beinahe vergessen. »Ach du liebe Zeit!«, rief er aus. »Ich habe es ja ganz vergessen! Morgen ist Muttertag. Ich habe noch gar nichts für dich.«

»Das ist schon in Ordnung«, sagte ich. »Ich weiß, dass du mich liebst. Und das ist wichtig.«

Es regnete in Strömen. Der Wind und die Blitze machten das Fahren schwierig.

»Nein, es ist nicht in Ordnung. Ich fahre jetzt sofort ins Geschäft.«

»Bei diesem Sturm!?«, rief ich. »Um Himmels Willen, fahr jetzt nicht ins Geschäft.«

Er ließ sich nicht davon abhalten. Er fuhr durch den Sturm ins Einkaufszentrum. Als er zurückkehrte, hatte er triumphierend seinen Kauf in der Hand. Er hatte seine Mission erfüllt.

Am nächsten Morgen, als ich das Kästchen öffnete, fand ich einen herzförmigen Stein an einer Goldkette. Nicht teuer – aber ein unbezahlbares Geschenk, das ich immer wie einen Schatz gehütet habe.

Ich wusste, dass er sich dieses Jahr schlecht fühlen würde, da er nicht losgehen konnte, um mir ein Geschenk zu kaufen. Ich wünschte, dass wir diesen Tag irgendwie umgehen konnten, ohne dass es ihm auffallen würde. Aber das sollte nicht geschehen. Ein paar Tage vor Muttertag entdeckte ich einen weißen Umschlag, der unter dem Deckel eines Buches auf dem Fernsehschrank versteckt war. Ich dachte, es könnte eine Karte sein. Ich wusste nicht, wie sie dahin gekommen war, aber ich war mir ziemlich sicher, dass ich wusste, was es war.

Als wir am Muttertag zu Ende gefrühstückt hatten, sagte Bob zu mir: »Da ist etwas, was ich dich bitten möchte, für mich zu holen.«

»Was ist es?«

»Sieh mal in dem obersten Buch auf dem Fernsehschrank nach.«

Ich tat so, als ob ich in den Büchern herumsuchen würde; dann nahm ich das Buch, in dem ich den Umschlag gesehen hatte, und fragte ihn, ob es das Buch sei, das er haben wollte.

»Das ist es«, sagte er. »Jetzt schau mal hinein.«

Ich schlug den Buchdeckel auf und tat völlig überrascht, als ich sah, dass ein weißer Umschlag darin versteckt war. Als ich ihn öffnete, sagte Bob: »Ich konnte Muttertag nicht verstreichen lassen, ohne dir wenigstens eine Karte zu schenken. Ich habe Gary gebeten, sie für mich zu kaufen, als er das letzte Mal hier war.«

Als ich die Karte las, traten mir die Tränen in die Augen; ich werde sie immer aufbewahren.

Vatertag hatte eine andere Perspektive. Nun war ich an der Reihe zu schenken – ich und die Jungen. Gary hatte versprochen, dass er zum Vatertag nach Hause kommen würde. Nach dem Abendessen am Sonntag gaben wir Bob seine Geschenke. Ich schenkte ihm eine Karte, und dazu eine große Plastikdose mit Fruchtgummi, seine Lieblingsbonbons. Gary schenkte ihm eine Karte und eine Kerze in Form einer Lokomotive.

Eine Kerze ist vielleicht ein seltsames Vatertagsgeschenk, aber Gary wusste, dass sein Vater Eisenbahnen mochte. Spielzeugeisenbahnen hatten ihn immer fasziniert, und wenn er irgendwo Eisenbahnen sah, wurde er wieder zu einem kleinen Jungen.

Gary hatte die Kerze eigentlich für den Geburtstag seines Vaters Ende August gekauft. Aber Bobs Zustand hatte sich ständig verschlechtert, und wir glaubten, er würde an seinem Geburtstag vielleicht nicht mehr unter uns sein. Darum beschloss Gary, ihm die Kerze zum Vatertag zu schenken.

Gary gab seinem Vater auch ein Büchlein mit dem Titel »Für einen ganz besonderen Vater.« Auf das Deckblatt schrieb er: »Für meinen Vater, der etwas ganz Besonderes für mich ist und den ich sehr liebe. Dein Sohn Gary.«

Gary hatte Schwierigkeiten, Liebe auszudrücken. Er war zwei Jahre jünger als sein Bruder. Er hatte immer im Schatten seines Bruders gelebt und hatte daher eine Barrikade um sich aufgebaut, die nicht so leicht zu durchbrechen war. Die Krankheit seines Vaters öffnete einen Brunnen von Emotionen in ihm.

Bevor Gary zu Bett ging, bat er mich, seinem Vater das Buch vorzulesen. Das Buch sagte Dinge, die er niemals hätte sagen können. Das war seine Art sicherzustellen, dass sein Vater sie jetzt hörte. Er hatte Angst, Bob würde das Buch selbst nicht lesen.

Ich machte Bob fertig für die Nacht; dann setzte ich mich neben sein Bett. Das Buch führte die Eigenschaften eines Vaters auf. Ein Abschnitt hatte die Überschrift »Erinnerungen an glückliche Tage.« Es war eine Darbringung der Dankbarkeit eines Sohnes, der seinem Vater für die vielen Dinge dankte, die er für ihn getan hatte.

Steve rief seinen Vater am Vatertag an, aber er wartete bis zum nächsten Wochenende, um ihm sein Geschenk zu geben. Auf einer Geschäftsreise richtete er es ein, dass er auf dem Rückweg nach Kalifornien in Ohio einen Zwischenstopp einlegte.

Mein Mann war in der Marine gewesen und hatte eine Leidenschaft für Schiffe. Steves Geschenk war ein winziges Segelschiff aus Glas, das in einer kleinen Flasche steckte. Die Flasche war ungefähr fünfzehn Zentimeter lang und lag auf einem hölzernen Sockel. Wir tauften es »Buddelschiff«.

Die Stunden, die Steve mit uns an diesem Wochenende verbrachte, waren so wertvoll, und wir versuchten, alles in dieser kurzen Zeit unterzubringen, was noch gesagt werden musste. Wir alle wussten, dass dies zweifellos das letzte Mal war, dass Steve seinen Vater sah.

Nach dem Abendessen musste Steve wieder fahren. Der Abschied war tränenreich. Er drückte seinen Vater und sagte: »Ich liebe dich so sehr«; dann drehte er sich um und fuhr schnell davon.

Wenn man sich zum letzten Mal sieht, ist es immer schwer – aber wie wunderbar ist es, die Sicherheit zu haben, dass wir irgendwann einmal alle im Himmel wieder vereint sein werden.

❊❊❊

Jeder Tag ist ein Vierundzwanzig-Stunden-Edelstein, den Gott uns geschenkt hat.

Kapitel 10

Ein Vermächtnis hinterlassen

Ich danke meinem Gott, sooft ich euer gedenke.
Philipper 1, 3

Liebe ist ein besonderes Ding, und ganz besonders die Liebe zu Kindern und Enkelkindern. Eines Nachmittags, als uns die Zeit lang wurde, gab Bob seinem Bedauern Ausdruck, dass er seine Enkelkinder verlassen musste.

»Ich werde nie wieder sehen, wie Zak Baseball spielt«, sagte er. »Ich werde nie erleben, wie er zur High School oder ins College geht. Ich werde nicht da sein, wenn er den Führerschein macht oder wenn er all die Dinge tut, die ein heranwachsender Junge so tut. Ich werde nicht erleben, wenn Gwen ihre erste Verabredung hat oder wenn sie heiratet.«

Und dann kam der schwerste Gedanke von allen. »Und Kit. Kit wird sich wahrscheinlich nicht einmal an mich erinnern.« Kit war zwei Jahre alt.

Ich suchte nach Worten der Ermutigung. »Kit wird sich an dich erinnern durch das, was ihr die anderen von dir erzählen. Und sie wird Fotos von dir haben.«

»Aber sie wird mich nicht kennen.«

Mir fiel die Nachricht wieder ein, die er an Dana geschrieben hatte. Ich schlug ihm vor, dass er doch für jedes der Enkelkinder eine Nachricht schreiben sollte: ein persönlicher Brief von ihrem Großvater, ein Vermächtnis, das sie wie einen Schatz hüten konnten, wenn sie älter waren.

»Was könnte ich ihnen sagen?«, fragte er.

»Schreib doch einfach etwas auf, was sie von dir wissen sollten«, sagte ich, »oder etwas, an was sie sich erinnern sollen.«

Bob hatte nie großen Wert auf emotionale Dinge gelegt, und so verfolgte ich die Idee in den nächsten paar Tagen. Schließlich

65

war er einverstanden, jedem der Kinder ein paar Zeilen zu schreiben.

Sorgfältig wählte ich Briefpapier aus, von dem ich glaubte, dass es zu dem jeweiligen Kind passte: ein Rosenstrauß für die vierjährige Gwen. Sie war immer die »kleine Dame« und liebte es, hübsche Kleider und Rüschensöckchen zu tragen.

Für den neunjährigen Zak fand ich ein Briefpapier mit dem Bild eines kleinen Jungen, der eine Schaufel voll Erde schwingt, um seiner Schwester zu helfen, einen Baum zu pflanzen. Und für Kit – was sonst als ein Bild von einem flauschigen grauen Kätzchen, das den Kopf ein wenig schräg hält.

Ich schob den Nachttisch über Bobs Knie und gab ihm seinen Lieblingsfüller.

»Was soll ich denn schreiben?«, fragte er.

»Schreib ihnen, was du möchtest, dass sie wissen.«

Bob überlegte ein paar Minuten und begann dann zu schreiben. Ich beobachtete, wie seine zitterige Hand Druckbuchstaben kritzelte, die keine gerade Linie ergaben. Was er schrieb, ergab keinen Sinn, denn sein Gehirn übermittelte verdrehte Botschaften an seinen Füller. Wörter waren falsch geschrieben. Sogar das Datum hatte er mehrmals überschrieben. Aber er unterschrieb jede Karte mit klaren Strichen: Gampi. Die Kinder nannten ihn immer Gampi. Ich war Mimi, und er war Gampi.

Als ich an diesem Abend sah, wie müde er war, dachte ich, dass dieses Projekt keine so gute Idee gewesen war. Ich war unsicher, ob ich die Karten an Steve schicken sollte oder nicht. Wollte ich, dass etwas Unleserliches das Vermächtnis für die Kinder war?

Ich fragte Steve danach, als er einmal abends anrief. Ich erzählte ihm von dem Brieffiasko.

»Vielleicht könnte er für die Kinder etwas auf eine Kassette sprechen«, schlug Steve vor.

Das hörte sich gut an, obwohl Bob auch davon nicht allzu viel hielt.

Schließlich kam ich auf eine andere Idee. »Wie wäre es, wenn wir das »Hawaiische Hochzeitslied« aufnehmen, das du den Kindern immer vorgesungen hast, als sie klein waren?«

Als Bob in der Marine war, hatte er einige Zeit in Honolulu verbracht. Dort hatte er ein Lied in der hawaiischen Landessprache gelernt. Es hatte den rhythmischen Klang eines Hula-Tanzes, und wenn er es sang, dann konnte ich mir dabei immer eine dunkelhaarige junge Frau vorstellen, die ihren Grasrock zur Musik schwenkte. Als Steve und Gary heranwuchsen, hatte Bob ihnen oft dieses hawaiische Lied vorgesungen. Sie reagierten immer mit einem fröhlichen Lachen darauf.

In dem Jahr, bevor Bob so schwer krank geworden war, hatten wir eine Reise nach Hawaii unternommen. Zu der Rundreise gehörte auch eine Bootsfahrt zu einer Grotte auf Kauai. Dort sang eine junge Hawaiianerin das gleiche Lied, das Bob so oft gesungen hatte. Sie nannte es das »Hawaiische Hochzeitslied«, aber die Worte klangen wie die, die Bob in den letzten Jahren immer gesungen hatte. Bob wusste nicht, was die Worte in Englisch bedeuteten, aber er wusste, wie er sie im hawaiianischen Dialekt singen musste.

Ich legte eine neue Kassette in den Kassettenrekorder ein und ein paar Nachmittage lang diente unser Schlafzimmer als Aufnahmestudio. Nachdem ich den Aufnahmeknopf gedrückt hatte, sang Bob die ersten paar Worte des Liedes, dann brach er ab.

»Das war nicht richtig«, sagte er. »Ich muss noch mal anfangen.«

Ich spulte das Band zurück und wir fingen noch einmal an. Wieder unterbrach er nach den ersten paar Takten des Liedes. Früher hatte er es immer ohne Schwierigkeiten heruntergerattert.

»Ich brauche etwas, was ich ansingen kann«, sagte Bob schließlich. Auf der Suche nach etwas, was er ansingen konnte, fiel sein Blick auf das Buddelschiff, das Steve ihm zum Vatertag geschenkt hatte.

»Ich will das Boot ansingen«, sagte er. Ich gab es ihm. Als er es vor sich hochhielt und sich auf die winzigen Segel in der gläsernen Hülle konzentrierte, konnte er sein »Hawaiisches Hochzeitslied« perfekt singen. Ich tat einen tiefen Seufzer der Erleichterung, als wir damit fertig waren.

Ein paar Tage später brachte ihm ein junger Mann aus unserer Gemeinde ein ganz anderes Vermächtnis. Jeff Brown war in der Grundschulklasse der Sonntagsschule gewesen, in der Bob unterrichtet hatte. Bob lachte oft über das Jahr, als Weihnachten auf einen Sonntag fiel. Mitten in der Stunde sah er hinüber zu Jeff und stellte fest, dass er, den Kopf in der Hand, fest eingeschlafen war. Offensichtlich war er an jenem Morgen besonders früh aufgestanden, um die Geschenke zu suchen, die der Weihnachtsmann gebracht hatte, und die Müdigkeit hatte ihn übermannt.

Jeff war nun ein junger Mann Anfang dreißig und war verheiratet mit einer lebhaften jungen Frau namens Jamie. Es war an einem Sonntagnachmittag, als Jeff und Jamie vorbeikamen, um uns zu besuchen.

Fast eine Stunde lang unterhielten wir uns über Jeffs Fotogeschäft und darüber, was in der Gemeinde so alles los war. Als es Zeit für die beiden wurde, zu gehen, gab Jeff Bob eine Rolle, die wie ein Abschlusszeugnis aufgerollt war, mit einem Band darum gebunden.

»Das ist für Sie«, sagte Jeff.

Bob wickelte die Rolle auf und las, was darauf stand. Es war der Text eines Liedes mit dem Titel »Danke.«[7]

Ich träumte, ich kam in den Himmel
und du warst dort bei mir.
Wir gingen auf den goldenen Straßen
am Ufer des Kristallmeeres.
Wir hörten die Engel singen,
dann rief jemand deinen Namen.
Du drehtest dich um und sahst einen jungen Mann,
und er lachte, als er auf uns zu kam.

---

[7] Text und Musik von Ray Boltz,
© 1988 Gaither Music Company/ASCAP.
Alle Rechte vorbehalten. Mit freundlicher Genehmigung

Er sagte: »Freund, vielleicht kennst du mich jetzt nicht«,
und dann sagte er: »Doch warte.
Du warst doch mein Lehrer in der Sonntagsschule,
als ich gerade acht Jahre alt war.
Und jede Woche sprachst du ein Gebet,
bevor der Unterricht begann.
Eines Tages, als du gerade jenes Gebet sprachst,
bat ich Jesus in mein Herz hinein!
Ich danke dir, dass du dein Leben Gott geweiht hast,
Denn ich bin ein Leben, das verändert worden ist!
Danke, dass du dein Leben Gott geweiht hast
ich bin so froh, dass du dich ihm gabst!«

Unter dem Gedicht standen in der gleichen Schrift geschrieben, die folgenden Worte:

Durch Ihren eifrigen Dienst an der Jugend in unserer Gemeinde hatte ich das wunderbare Vorrecht, Jesus als meinen persönlichen Erlöser anzunehmen, als ich erst acht Jahre alt war. Ich habe dieses Lied vor einigen Monaten beim Morgengottesdienst gesungen und habe es in aller Stille Ihnen gewidmet. Gott möge Sie segnen!

In christlicher Liebe und Dankbarkeit,
Jeff und Jamie Brown.

Tränen glitzerten in Bobs Augen. Es gibt keine größere Belohnung, als zu wissen, dass Gott einen dazu benutzt hat, um eine andere Seele zum Erlöser zu bringen.

Ich ließ die Rolle aufziehen und rahmen. Ich stellte sie auf die Frisierkommode als ständige Erinnerung an Bob, dass er sein Leben tatsächlich im Dienst für Gott gelebt hat – eine Krone, die er eines Tages Jesus zu Füßen legen würde.

✳✳✳

Ein Leben, an das man sich erinnert, ist ein dauerhaftes Vermächtnis.

Kapitel 11

Eine himmlische Versorgungsleitung

So spricht der HERR, ...: »Rufe mich an, so will ich dir antworten.«
Jeremia 33, 2 - 3

Beten ist ein Gespräch mit Gott in zwei Richtungen. Wir sagen ihm unseren Lobpreis und unsere Sorgen; dann spricht er in unser Herz und durch sein Wort – und kümmert sich um unsere Bedürfnisse.

Was mir während Bobs Krankheit am schwersten fiel, war sein Bedürfnis nach ständiger Zuwendung. Egal wohin ich ging, kurz darauf rief er meinen Namen. Wenn ich nicht sofort antwortete, wurde sein Rufen lauter. Selten wollte er mehr als einfach nur wissen, wo ich war. Ich fühlte mich wie an einer unsichtbaren Leine. Aber Gott hatte eine Antwort auf mein Problem – eine, an die ich niemals gedacht hätte.

Die Lösung für mein Problem mit der unsichtbaren Leine kam, als Steve uns am Vatertagswochenende besuchte. Nach dem Abendessen am ersten Abend gingen er und ich nach draußen, wo ich ihm den Buchsbaum zeigen wollte, den ich vor der Hecke gesetzt hatte. Wir waren erst einige Sekunden draußen, als Bob nach mir rief.

Ich knurrte ein wenig.»Es ist so frustrierend, ständig auf dem Sprung sein zu müssen«, bemerkte ich, als ich wieder zurück ins Haus ging.

Später sagte Steve zu mir: »Ich weiß, was dir helfen könnte. Was du brauchst, ist unser Babyphon.«

Babyphon? Steve erklärte mir, als Kit ein Baby war, hatten sie nachts ein Babyphon neben ihr Bettchen gestellt, damit sie hören konnten, ob sie irgendwelche Probleme hatte. Wenn sie wimmerte oder weinte, hörten sie sie. Sie konnten nicht mit ihr sprechen, aber das Babyphon machte sie darauf aufmerksam, dass sie sie brauchte. Genauso könnte es doch jetzt bei Bob funktionieren.

Als er wieder zu Hause war, schickte Steve mir gleich das Babyphon. Versorgt mit kleinen Batterien konnte der Sender wie ein stiller Wächter auf dem Frisiertisch bei Bobs Bett stehen, und ich konnte den Empfänger mit nach draußen nehmen, an einer Tasche oder dem Hosenbund befestigt. Der Bewegungsradius war nicht groß, aber er war ausreichend, damit ich in den Garten oder in den Keller gehen konnte. Ich konnte jeden Atemzug von Bob hören, und nun, da er wusste, dass er nur zu reden brauchte, damit ich ihn hörte, brauchte er nicht mehr zu schreien.

Ein ähnliches Problem wurde mit Hilfe eines Handys gelöst. Ein paar Wochen, bevor Bob ans Bett gefesselt wurde, hatten wir ein Handy gekauft. Ich wollte es zur Sicherheit im Falle eines Unfalls, eines Plattfußes oder anderer Notfälle.

Jeden Donnerstagmorgen kam eine Hilfsschwester vom Hospiz, die für drei oder vier Stunden bei Bob blieb, damit ich die Besorgungen für die Woche erledigen konnte. Ich ging zum Friseur und ins Lebensmittelgeschäft, oder was sonst noch auf meiner Liste stand.

Obwohl Bob und die Hilfsschwester gleich von Anfang an gut miteinander auskamen, wollte er doch immer wissen, wo ich war. Ich ging immer zuerst zum Friseur, und wenn ich dort fertig war, rief ich ihn an.

Dann dauerte es nicht lange, bis er mich anrief. Er rief an, wenn ich im Kaufhaus war, im Lebensmittelgeschäft, an der Tankstelle - meist nur zur Sicherheit. Wenn ich mich meldete, fragte er meistens: »Wo bist du gerade?«

»In der Garage«, erwiderte ich einmal, als ich vom Lebensmittelgeschäft kommend gerade den Wagen in die Garage gefahren hatte.

Da sich Bobs Zustand weiter verschlechterte, informierte ich regelmäßig seine Schwester in Kentucky, wie es ihm ging. Er und

71

Barbie hatten sich in ihrer Kindheit und Jugend immer sehr nahe gestanden. Bill, ihr Ehemann, war Ausbildungsleiter in einer Kirchengemeinde in Lexington beinahe so lange, wie Bob und ich verheiratet gewesen waren. Während seiner Zeit als Kirchenangestellter hatte Bill viele Beerdigungen gehalten. Er gab mir eine Broschüre mit einer Gottesdienstordnung. Ich konnte Bobs Foto auf das Deckblatt kleben und hatte so ein dauerhaftes Erinnerungsstück.

Als ich ihnen von meiner Absicht erzählte, selbst den Nachruf der Familie zu halten, meinte Barbie, ob es für mich nicht leichter sei, wenn Bill diese Aufgabe übernähme. Mir gefiel dieser Vorschlag und Bill war auch einverstanden. Ich gab ihm eine Kopie von dem, was ich geschrieben hatte, als Leitfaden. Das war eine weitere Art, wie Gott sich um meine Bedürfnisse kümmerte.

Gott gab mir auch geistliche Unterstützung. Er verspricht uns in seinem Wort, dass er uns antwortet, wenn wir ihn rufen (Jeremia 33, 3) – fast wie ein geistlicher Porsche 911 – und jeden Tag kam mir der Herr auf die eine oder andere Weise zu Hilfe. Manchmal war es eine Botschaft in meiner täglichen Bibellese. Ein anderes Mal war es ein Lied oder eine Predigt im christlichen Radiosender. Oft war es eine Karte, die mit der Post kam. Jeden Tag, jeden einzelnen Tag, spürte ich die Liebe Gottes und die Versicherung seiner Gegenwart.

Sich verlassen auf die Zusagen, die nicht ausbleiben,
Wenn die heulenden Stürme des Zweifels und der Furcht
peitschen,
Durch das lebendige Wort Gottes werde ich standhalten,
und mich auf die Zusagen Gottes verlassen.[8]

Durch dieses Kirchenlied erinnerte Gott mich daran, dass ich ihm vertrauen und mich auf seine Zusagen verlassen konnte.

Als Bobs Zustand immer kritischer wurde und die Erschöp-

---

[8] Originaltext und Musik von R. Kelso Carter, 1886

fung meinen Körper niederdrückte, wurde mir eine kleine Tafel in unserem Schlafzimmer zum Mutmacher. Die ins Holz eingebrannten Buchstaben lauteten: »Hilf mir weiterzumachen, Herr«.

Steve hatte uns die Tafel vor vielen Jahren als Geburtstagsgeschenk geschickt. Ich hatte sie Hunderte Male gesehen, aber in diesen schweren Tagen hatte sie eine ganz neue Bedeutung für mich. Ja, Gott würde mir helfen weiterzumachen – egal, was geschehen würde. Zum ersten Mal sah ich es wirklich.

Gottes Hilfe war immer da, wenn ich sie brauchte. So war es mit allen meinen »besonderen Botschaften«. Wenn ich sie zu einem anderen Zeitpunkt gesehen hätte, hätten sie wahrscheinlich keine Bedeutung für mich gehabt, aber als ich Hilfe nötig hatte, hatten sie große Bedeutung für mich.

Es half mir, aufzuschreiben, wie Gott mich immer wieder rettete. Eine Bekannte aus der Gemeinde schenkte mir eine kleine ovale Schachtel mit einem goldenen Band und beiger Spitze. Sie nannte sie »Segensschachtel«. Daran war ein Zettel geheftet:

Wenn du hoch oben auf einem Berg bist
Und die Welt scheint hell und klar,
Warum nicht dem Herrn ein Dankeschön schreiben
Und es in diese Schachtel legen.
Und wenn die Erprobungen des Lebens beginnen -
Auch wenn du nicht darum gebeten hast,
Warum dann nicht hineingreifen und zählen
Die Segenskärtchen in dieser Schachtel.

Die Segnungen Gottes an mir aufzuschreiben war eine handfeste Erinnerung an das Versprechen, dass Gott sich zu uns naht, wenn wir uns zu Gott nahen (Jakobus 4, 8).

Beim Telefonanschluss Gottes gibt es kein Besetztzeichen.

Kapitel 12

Wieder aufleben und wieder aufbauen

Jesus sprach zu ihnen:»Geht ihr allein an eine einsame Stätte und ruht ein wenig.«
Markus 6, 31

Gegen Ende Juli ließ Bobs Gedächtnis nach und wurde lückenhaft. Er konnte sich nicht erinnern, welche Tabletten er genommen hatte und ob sie irgendeine Wirkung hatten.

Eines Tages, als ich mit Steve telefonierte, erzählte ich ihm von meiner Enttäuschung. Er schlug vor, ich sollte eine Liste führen. Ich nahm diesen Rat auf und begann eine Aufstellung zu machen, wie viele Tabletten Bob jeden Tag nahm und wie sie wirkten.

Ein paar Tage lang funktionierte es ganz gut, aber dann konnte Bob es nicht mehr verstehen, denn dadurch wurde seine Bewegungsfreiheit eingeschränkt.

Nach einem besonders frustrierenden Morgen erzählte ich am gleichen Nachmittag Schwester Gail von meinen Sorgen. Als ich mich mit ihr auf der Terrasse unterhielt, beschrieb ich den Druck, der auf mir lastete, wenn ich immer und immer wieder dieselben Fragen gestellt bekam.

»Sie müssen öfter einmal rausgehen, nicht nur donnerstags morgens, wenn Sie Einkäufe machen«, sagte sie. »Sie sind weder Superwoman noch Superkrankenschwester. Sie müssen etwas Zeit für sich verbringen. Ich werde mal sehen, ob die Hilfsschwester öfter kommen kann.«

Als Schwester Gail mir den Arm um die Schultern legte, konnte ich nicht mehr länger die Tränen zurückhalten, mit denen ich gekämpft hatte. Ihr Mitgefühl durchbrach meine Versuche, stark zu bleiben.

»Diese Enttäuschung kommt oft bei Pflegern vor«, fuhr sie fort. »Es ist absolut normal. Es bedeutet keineswegs, dass Sie Ihren Mann nicht lieben würden oder dass Sie keine gute Arbeit machen würden. Sie brauchen einfach ein bisschen Zeit für Erholung und Entspannung, oder wie wir auch sagen »eine Zeit zum Wiederaufleben und Wiederaufbau«.

Durch ihr Verständnis ging es mir wieder ein wenig besser. Als wir gemeinsam zur Tür gingen, erzählte sie mir, dass es Freiwillige gäbe, die bereit wären, einige Stunden bei Bob zu bleiben. Meistens seien es ältere Damen. Sie hatten keine besondere Ausbildung, aber sie hätten Zeit, um sich zu einem Patienten zu setzen.

Als ich zu Bob zurückkam, bemerkte er, dass meine Augen ein wenig rot waren, und er sprach mich darauf an. Ich erklärte ihm, dass ich mit Schwester Gail über die Notwendigkeit gesprochen hatte, dass ich etwas Zeit für mich brauchte. Er sagte nichts dazu, aber ich spürte, dass er verletzt darüber war, dass ich nicht die ganze Zeit bei ihm sein wollte.

An diesem Abend rief Bonnie an. Ich erzählte ihr von meinen Gesprächen vom Nachmittag. »Du brauchst dich nicht schuldig zu fühlen deswegen«, sagte sie mir. »Jeder braucht mal eine Ruhepause. Und du weißt doch, sogar Jesus nahm sich Zeit zur Ruhe.«

Ich musste lächeln über ihre Erinnerung an ein göttliches Bedürfnis.

Für den nächsten Freitag lud sie mich ein, mit ihr zusammen zu Mittag zu essen. »Ich habe einen freien Tag und Tom kann bei Bob bleiben«, sagte sie. »Sie werden sicherlich Spaß daran haben, einmal über ihre alten Tage bei der Marine zu reden.« Da Bob und Tom beide im Zweiten Weltkrieg zur See gefahren waren, liebten sie es, alte Geschichten auszutauschen.

Eher widerwillig stimmte ich zu und versuchte, mich nicht schuldig zu fühlen. Als ich den Hörer auflegte, hatte ich das Gefühl, als ob eine frische Brise über meinen Geist gezogen wäre. Allein die Aussicht auf ein paar freie Stunden ließ es mir gleich viel besser gehen.

Als ich Bob von dem Vorhaben erzählte, sagte er: »Ich weiß, dass du mal raus musst.«

Wir redeten nicht mehr darüber, aber am nächsten Morgen bemerkte ich, dass er die ganze Nacht darüber gebrütet hatte. Als wir zu Ende gefrühstückt hatten, sagte er: »Ich möchte, dass du etwas für mich tust.«

»Was denn? Ich tue alles, was ich kann.«

»Ich möchte, dass du mich in ein Pflegeheim bringst.«

»Warum?« Ich schnappte nach Luft. Auf so etwas war ich nicht vorbereitet, und ich brach in Tränen aus. »Ich will dich nicht in ein Pflegeheim bringen. Ich liebe dich. Ich möchte dich bei mir haben.«

»Mich zu pflegen ist einfach zu viel für dich«, sagte er, und seine Stimme klang mutig.

Um meine Tränen wieder unter Kontrolle zu bringen, blickte ich hinüber zur Frisierkommode. Dort stand ein gerahmtes Bild von einer einzelnen roten Rose, die durch einen Spalt im Beton wuchs. Darunter stand: »Wenn ich mitten in der Angst wandle, so erquickest du mich« (Psalm 138, 7).

Diese Worte und das Bild sprachen von Gottes Zusage, uns wieder neue Kraft zu geben. Die Rose hatte entgegen übermächtiger Widrigkeiten überlebt – und sie hatte den Kampf gewonnen. Bob hatte mich darum gebeten, das Bild rahmen zu lassen. Er sah es oft an. Es war für ihn eine Quelle der Kraft und eine Erinnerung an Gottes Liebe und Fürsorge.

Und wie ich dieses Bild nun durch meine Tränen hindurch ansah, wurde mir ganz neu klar, dass Gott jetzt bei mir war, »mitten in der Angst«, und dass er »mich erquickte.«

»Ich will, dass du mich in ein Pflegeheim bringst«, wiederholte Bob. Ich wusste, dass er es eigentlich nicht meinte. Mir wurde auch klar, dass er meine Erschöpfung oder mein Bedürfnis nach vorübergehender – nicht dauerhafter – Entlastung nicht verstand.

Ich machte ihn auf das Bild aufmerksam und nahm seine Hand. »So wie Gott sich um diese Rose kümmerte«, sagte ich, »so wird er sich auch um uns kümmern. Wir kämpfen diesen

Kampf gemeinsam. Und wir werden ihn auch gemeinsam durch-stehen.«

Er drückte meine Hand. Nie wieder erwähnte er das Pflege-heim.

Am nächsten Freitag gingen Bonnie und ich zusammen essen. Ich genoss unsere Unterhaltung und das Essen, aber noch viel mehr schätzte ich die Freiheit von meinem Angebundensein. Das ungezwungene, laute Restaurant erfrischte meinen erschöpften Geist. Auf Anraten von Schwester Gail hatte ich das Handy zu Hause gelassen. Erst da bemerkte ich, wie anstrengend es war, ständig in Alarmstellung zu sein, ob es klingeln würde.

Nach dem Essen wollte ich schnell wieder nach Hause, um mich zu vergewissern, dass es Bob gut ging, aber die Zeit außer Haus war wie ein erfrischendes Bad in einem kühlen Teich an einem heißen Tag gewesen.

Dies war nur eine weitere Art, wie Gott für meine Bedürfnisse sorgte.

✳✳✳

Eine Stunde außer Haus kann die beste Art des Zusammenseins sein.

Kapitel 13

Zweiundvierzig Jahre und gemeinsame Erinnerungen

Seid dankbar in allen Dingen.
1. Thessalonicher 5, 18

Unser zweiundvierzigster Hochzeitstag war am zweiten August. Als dieser Tag allmählich näher rückte, bemerkte ich, dass ich mich einerseits darauf freute, und mich andererseits davor fürchtete. Was konnte ich tun, um daraus einen besonderen Tag für denjenigen zu machen, mit dem ich mehr als vier Jahrzehnte gelebt und den ich genauso lange geliebt hatte?

Als Bonnie an einem Abend Ende Juli anrief, sagte sie: - »Nächste Woche habt ihr euren Hochzeitstag, nicht wahr? Und weil ihr ja nicht ausgehen könnt, werden Tom und ich euch das Abendessen bringen.«

Im weiteren Gespräch erklärte sie mir ihren Plan. Sie wollten nicht bleiben, um mit uns zu essen. Am Hochzeitstag sollte man alleine essen, meinte sie, aber sie würden uns das Essen bringen.

Als ich wieder aufgelegt hatte, erzählte ich Bob von unserer Abmachung. »Ist das nicht toll?« sagte ich. »Wir können doch noch ein besonderes Essen zu unserem Hochzeitstag haben.« Ich versuchte, glücklich und aufgeregt zu klingen, in der Hoffnung, er würde sich darüber freuen.

Bob wandte seinen Kopf von mir ab. Tränen traten ihm in die Augen. »Dieses Jahr kann ich gar nichts für dich tun«, sagte er mit zittriger Stimme.

In zweiundvierzig Jahren hatte er kein einziges Mal unseren Hochzeitstag vergessen. Immer hatte er mich zum Essen in ein besonderes Restaurant eingeladen und hatte eine Karte oder ein kleines Geschenk für mich. Ich wusste, dass es ihm sehr weh tat, dass er in diesem Jahr nichts tun konnte.

Ich nahm seine Hand und weinte mit. »Liebling, wir sind zusammen«, sagte ich. »Das allein ist wichtig.«

Unsere drei Enkelkinder schickten uns eine Vielzahl an Bildern, die sie gemalt hatten, und Blätter, die sie mit Aufklebern geschmückt hatten. Auf eine Papierrolle hatten sie ihre wichtigsten Grüße geschrieben. Die zweijährige Kit hatte mit Leuchtmarkern ihren Teil des Blattes mit langen Schnörkellinien dekoriert. Die vierjährige Gwen hatte mit Wasserfarben eine blaue Blume und einige bunte Bälle gemalt und dazu noch einen Vogel oder einen Fisch (ich wusste nicht genau, was es sein sollte).

Zachary hatte ganze Bogen von rosa und grünem Bastelpapier auf seinen Teil der Rolle geklebt. In der exakten Druckschrift eines Achtjährigen hatte er auf mit dem Lineal gezogene Hilfslinien folgende Nachricht geschrieben:

Liebe Mimi, lieber Gampi -

wir gratulieren euch! Wir hoffen, ihr habt einen schönen Hochzeitstag zusammen. Wir wünschten, wir könnten da sein, um euch beim Feiern zu helfen. Ihr seid beide ein großes Vorbild christlicher Liebe für uns. Wir beten für euch. Möge Gott euch an diesem besonderen Tag segnen.

All unsere Liebe ist bei euch,
Zak, Gwen und Kit.

All diese Kunstwerke befestigte ich an der Wand.

Steve und Laura und auch Gary und Dana schickten uns Karten, die wir auf die Frisierkommode neben Bobs Bett aufstellten. Sie riefen uns auch an, um uns zum Hochzeitstag zu gratulieren.

Mittags kamen Tom und Bonnie und brachten uns das Essen: Truthahnbrust mit Soße, gemischtes Gemüse, Obstsalat und einen gestürzten Ananaskuchen. Rosa-blaue Stoffsets und spezielle Servietten für den Hochzeitstag gaben dem Ganzen einen festlichen Rahmen. Sie hatten sogar eine Tischdekoration aus frischen Blumen und Kerzen mitgebracht. Wir hatten alles, was man für eine besondere Feier brauchte – dabei war es egal, dass wir die Kerzen wegen Bobs Sauerstoff nicht anzünden konnten.

Tom und Bonnie hatten auch für jeden von uns eine Karte mitgebracht – damit jeder dem anderen eine geben konnte. Ich wusste, dass sie sie mit Sorgfalt ausgesucht hatten. Die Verse waren heiter mit einem Schuss Humor, aber ernsthaft in ihrer Botschaft der Liebe.

Ich stellte Bobs Essen auf seinen Nachttisch, und ich setzte mich auf das gegenüberliegende Doppelbett mit einem Fernsehständer als Tisch. Während des Essens versuchte ich, leichte Konversation zu machen, und sprach über den Abend unseres Hochzeitstages vor zweiundvierzig Jahren.

Wir hatten in Coral Gables, Florida, geheiratet, zwei Tage nach meinem Abschluss an der Universität von Miami. Wir hatten den Termin absichtlich so gewählt, damit meine Eltern zu beiden Feiern aus Massachusetts kommen konnten.

»Erinnerst du dich, wie die Polizei uns nach unserem Hochzeitsempfang anhielt, als wir versuchten, uns aus dem Staub zu machen?«, fragte ich. »Es waren bestimmt ein Dutzend Autos, die uns mit lautem Gehupe verfolgten.«

»Ich erinnere mich«, sagte Bob. »Der Polizist war wirklich nett. Als wir ihm die Situation erklärt hatten, hielt er alle anderen an, bis wir außer Sichtweite waren.«

Ich konnte immer noch sein Verständnis spüren, als Bob aus dem Auto stieg, um mit dem Polizisten zu sprechen. »Ich habe schon gedacht, wir müssten unsere erste Nacht im Gefängnis verbringen«, sagte ich lachend. Heute lachten wir darüber, aber damals war es alles andere als komisch.

Dann war da der Zwischenfall, als wir in dem Motel eincheckten. Während ich im Auto wartete, ging Bob hinein, um die Anmeldung auszufüllen. Als er seine Brieftasche herauszog, um das Zimmer zu bezahlen, fiel eine ganze Handvoll Reis auf den Boden. Der Motelangestellte lächelte wissend.

Nach unserem Hochzeitsessen holte ich unser Hochzeitsalbum

und mein Brautbuch. Gemeinsam sahen wir uns noch einmal die Fotos von dem verregneten Abend an, an dem wir geheiratet hatten. Ich hatte mich in einem Raum im hinteren Bereich der Kirche umgezogen und ging von da aus in den Altarraum. Eines der Fotos im Album zeigte Bobs Trauzeugen und einen Kirchendiener, die mir einen Regenmantel über den Kopf hielten, während ich meine Röcke hochhob, um die Stufen hinaufzueilen.

Am Tag unserer Hochzeit wehte kein Lüftchen, und die Luft war wie in einer Sauna. Damals gab es noch keine Klimaanlagen, und die Luft in der Kirche war drückend. Als ich am Arm meines Vaters den Gang entlangging, fürchtete ich, dass Bob ohnmächtig würde, bevor ich zum Altar kam. Er sah so blass aus und er schwankte auch ein wenig. In den folgenden Jahren benutzte er diese Begebenheit oft als Entschuldigung, wenn er mich damit neckte, dass er nicht wusste, was er an jenem Abend getan hätte.

Obwohl wir beide wussten, dass dies unser letzter gemeinsamer Hochzeitstag war, hielt sich der Schmerz darüber sehr in Grenzen. Indem wir uns daran erinnerten, welchen Spaß wir in der Vergangenheit gehabt hatten, konnten wir den Schmerz der Gegenwart besser überwinden. Es ist die Gegenwart, in welcher die Gnade Gottes ausreichend zur Verfügung steht. Wie es in dem Gedicht heißt: Sein Name ist »ICH BIN«, nicht »ICH WAR« und auch nicht »ICH WERDE SEIN«.

Am Ende dieses Tages war ich sehr müde – und dankbar. Bobs Geist war verhältnismäßig klar gewesen und die Medikamente hatten seine Schmerzen relativ gut gelindert. Da wir den Schwerpunkt auf unsere gemeinsame Liebe gelegt hatten, war unser gemeinsamer Tag ein Tag gemeinsamer Freude gewesen und nicht ein Tag emotionalen Schmerzes, wie ich es befürchtet hatte.

Manchmal blühen Segnungen an unerwarteten Orten.

Kapitel 14

Gottes vollkommener Zeitplan

Und wie den Menschen bestimmt ist, einmal zu sterben ...
Hebräer 9, 27

Jeden Tag wurden Bobs Schmerzen stärker. Besonders schlimm
war es immer morgens. Ein paar Tage nach unserem Hochzeitstag hatte er so starke Schmerzen, dass er kaum atmen konnte.
Auch mit Schmerztabletten konnte er es kaum ertragen.

»Warum lässt mich Gott nicht sterben?«, rief er eines Morgens,
als ich ihm das Frühstück machte.

»Das ist allein Gottes Sache«, sagte ich zu ihm, beinahe flüs-
ternd. »Wir müssen ihm einfach nur vertrauen.«

»Ich habe um Vertrauen gebetet«, sagte er. »Warum kann ich
ihm nicht noch mehr vertrauen?«

Als ich nach Worten suchte, die ihm helfen würden, fiel mir
die biblische Geschichte von Petrus ein, wie er auf dem Wasser
lief. Ich fragte Bob, ob er sich an diese Geschichte erinnerte, was
er bejahte.

»Solange Petrus seine Augen fest auf Jesus gerichtet hielt,
konnte er auf dem Wasser gehen«, sagte ich. »Als er auf die Wellen sah, ging er unter. Und das tun wir gerade. Wir sehen auf die
Wellen. Wir müssen unsere Augen auf Jesus gerichtet halten.«

»Ich kann noch nicht einmal mehr beten«, sagte Bob.

»Dann betet der Heilige Geist für uns«, antwortete ich. Ich
sagte das sowohl für mich als auch für ihn. Manchmal fiel auch
mir das Beten schwer, wenn ich müde und enttäuscht war. Dann
machte ich mir bewusst, dass ich auf die Wellen sah, anstatt
meine Augen auf Jesus zu richten.

Bobs Gedanken kreisten ständig um den Tod. *Wie wird es
sein, wenn ich sterbe? fragte er sich. Werde ich große Schmerzen haben? Werde ich ersticken? Werde ich im Schlaf sterben?*

Als er mir von seinen Sorgen erzählte, fiel mir ein Lied ein, das ich in der Kirche gehört hatte. »Erinnerst du dich an das Lied, in dem beschrieben wird, wie wunderbar es wäre, einzuschlafen und auf der anderen Seite wieder aufzuwachen?«, fragte ich.

Denk nur, wie du ans Ufer trittst und feststellst,
dass es der Himmel ist!
Dass du eine Hand berührst, und es ist Gottes Hand!
Dass du neue Luft atmest, und es ist himmlische Luft!
Dass du in Herrlichkeit aufwachst, und du bist zu Hause! [9]

Bob antwortete nicht, aber ein paar Tage später sagte er zu mir: »Ich bin bereit zu gehen. Ich habe Frieden mit Gott gemacht.« Dann fügte er hinzu. »Der Himmel muss ein wunderbarer Ort sein.«

In dieser Nacht träumte er, dass er keine Luft mehr bekäme, und er glaubte, er würde sterben. Als er mir diesen Traum am nächsten Morgen erzählte, sagte er, er hätte zu sich selbst gesagt: »Das ist es.« Dann hätte er die Gegenwart des Herrn gespürt, und die Botschaft sei ihm ganz deutlich übermittelt worden: »Es wird sein, wenn ich bereit bin.«

Als uns Pastor Davies am Nachmittag besuchte, erzählte ihm Bob von seinem Traum. »Waren Sie erleichtert oder enttäuscht, dass Sie nicht gestorben sind?«, fragte der Pastor.

Bob überlegte, dann lächelte er und sagte: »Ein wenig von beidem.«

Im August wurde Bobs Atmung immer schwerer. Manchmal schien er einige Minuten lang überhaupt nicht mehr zu atmen. Dann holte er mehrmals tief Luft und anschließend atmete er wieder ganz normal weiter.

Er schlief jetzt viel mehr, aber wenn er wach war, war er wesentlich unruhiger. Oft sagte er mir, er fühle sich »zappelig.«

---

[9] Don Wyrtzen, Finally Home. Mit freundlicher Genehmigung.

Er sagte, er fühle sich, als ob er »aus der Haut fahren könnte«, und er bat mich um seine »Zappelpille«. Es war ein Tranquilizer. Oft schlief er davon ein. Der Schlaf wurde zu einem Fluchtweg.

Mit zunehmender Verwirrung bestand er manchmal darauf, aus dem Bett zu steigen, obwohl er so schwach war, dass er kaum stehen konnte. Er steckte dann die Füße durch das Seitengitter und versuchte, sich unter den Stäben hindurch auf den Boden zu schieben. Dann knöpfte er seinen Schlafanzug auf und versuchte, sich auszuziehen.

Steve erkundigte sich fast jeden Tag aus Kalifornien nach seinem Befinden, und Gary rief genauso oft an. Durch seinen Beruf musste Gary durchs ganze Land fliegen, und so rief er manchmal von weit weg an. Barbie, Bobs Schwester, rief auch häufig an.

Am Sonntag, dem 21. August, wachte ich auf und musste feststellen, dass Bob das Bett voll gemacht hatte und sich so in die Decke und Laken verheddert hatte, dass ich ihn nicht aus seinem selbst gemachten Gefängnis befreien konnte. Ich rief Tom und Bonnie an, und ein paar Minuten später kamen sie mir zu Hilfe. Gemeinsam badeten wir ihn und machten es ihm so bequem wie möglich. Tom rasierte ihn. Er und Bonnie blieben bei mir, bis er wieder eingeschlafen war. Abends nach der Kirche kamen sie wieder, um mir zu helfen, ihn für die Nacht fertig zu machen.

Nachdem ich ins Bett gegangen war, war ich noch bis ein Uhr morgens wach und versuchte zu entscheiden, wen ich anrufen könnte, um als Dauerhilfe bei mir zu wohnen. Barbie hatte mir angeboten zu kommen, aber vor kurzem hatte sie eine neue Hüfte bekommen. Laura hatte angeboten, aus Kalifornien zu kommen, aber was sollte sie mit den Kindern machen? Drei Kinder im Haus wären keine Hilfe. Meine Liste der möglichen Helfer reduzierte sich auf Gary.

Am nächsten Morgen weckte mich Bob um halb sechs, als er versuchte, durch das Seitengitter zu kriechen. Als ich ihm den Weg durch das Gitter versperrte, begann er, sich über die Matratze zum Fußende seines Bettes durchzuarbeiten. Dabei murmelte er unverständliches Zeug. Da ich Tom und Bonnie zu dieser frühen Stunde nicht wecken wollte, versuchte ich allein, ihn davon abzuhalten, aber leider ohne Erfolg.

Bis halb sieben hatte er sich erfolgreich bis ans Fußende durchgekämpft und seine Beine hingen über der Bettkante. In Panik rief ich Tom und Bonnie vom Telefon am Bett an. Sie kamen sofort – obwohl es mir wie Stunden vorkam.

Tom zog Bob zurück aufs Bett; dann halfen er und Bonnie mir wieder, ihn zu baden und das Bett neu zu beziehen. Sie blieben noch eine Stunde bei mir, bis Bob eingeschlafen war, aber mir wurde klar, dass ich mehr Hilfe brauchte, als sie mir geben konnten.

Um halb acht rief ich Gary an und fragte ihn, ob er »Sonderurlaub für Familienangelegenheiten« bekommen und kommen könnte, um mir zu helfen. Er war nicht zu Hause, als ich ihn anrief, aber ich hinterließ meine inständige Bitte auf seinem Anrufbeantworter.

Mittags rief Gary aus Washington, D. C. an. Er war auf einem Flug für seine Firma. Als ich meine Bitte um Hilfe noch einmal vorbrachte, sagte er mir, er würde die Sache mit seinem Chef besprechen und am folgenden Tag nach Hause kommen.

Als Schwester Gail am Nachmittag kam, erzählte ich ihr von meinen Schwierigkeiten am Morgen.

»Ich denke, es ist Zeit, dass Ihr Mann ein Medikament bekommt, um ihn ruhig zu stellen«, sagte sie.

Sie rief Bobs Onkologen wegen des Rezeptes an und dann die Apotheke. Als sie gegangen war, blieb meine Nachbarin ein paar Minuten bei Bob, während ich das Medikament holte.

Das Medikament half, und in dieser Nacht schlief Bob ein bisschen besser. Am nächsten Morgen kamen Tom und Bonnie wieder, um mir zu helfen, ihn zu baden und zu rasieren.

Bob schlief die meiste Zeit des Tages. Das Einzige, was ich ihm an Nahrung einflößen konnte, war etwas Saft und Wasser. Ich war froh wie noch nie in meinem Leben, als Gary am Nachmittag kam. Ich war so dankbar, dass er eine Stelle hatte, wo er so einfach freinehmen konnte, und dass er bereit war zu kommen.

Während der Nacht weckte mich Bob um halb zwei, weil er

Atemprobleme hatte. Sein Brustkorb hatte bei jedem Atemzug schwer zu tun. Er rang nach Luft. Ich gab ihm ein Medikament, aber es brachte ihm keine große Erleichterung. Dann erinnerte ich mich an das Morphium, das sein Onkologe vor ein paar Wochen bei Atemproblemen verschrieben hatte. Es war eine winzige weiße Tablette, die ich ihm unter die Zunge schieben konnte. Ich wollte ihm so verzweifelt Erleichterung verschaffen.

Als ich ihn so nach Luft ringen sah, überließ ich ihn Gott. In meiner Angst rief ich: »Bitte, bitte hol ihn heim.«

Gegen drei Uhr morgens wurde seine Atmung ein wenig leichter und er fiel in ein teilweises Koma. Ich fiel erschöpft ins Bett.

Am nächsten Morgen kamen Tom und Bonnie, um mir zu helfen; Gary blieb im Erdgeschoss, wo er auf der Schlafcouch geschlafen hatte. Als er hochkam, gab er mir einen Brief an seinen Vater, den er in der letzten Nacht begonnen und morgens beendet hatte. Als er ihn mir gab, sagte er: »Würdest du ihn bitte für mich Dad vorlesen?«

»Warum liest du ihn ihm nicht selbst vor?«, fragte ich.

»Ich möchte, dass du ihn liest.«

Als ich Gary in die Augen sah, erkannte ich den emotionalen Kampf, den er kämpfte. Mit Gefühlen umzugehen war ihm immer sehr schwer gefallen. Ich war einverstanden, den Brief vorzulesen.

Ich zog einen Stuhl ganz nah an Bobs Bett heran, um ihm so nah wie möglich zu sein, und hielt seine Hand. Ich las ihm den Brief vor. Ich wusste nicht, ob er mich hören konnte, aber da das Gehör unser feinster Sinn ist, hoffte ich, dass er mich verstand.

Lieber Dad:

in ein paar Tagen hast du wieder Geburtstag. Ich wünsche mir so sehr, dass dein achtundsechzigster Geburtstag ein besonderer Tag für dich wird. Ich freue mich, dass ich an diesem Tag bei dir sein kann.

Ich weiß, dass ich den Ruf habe, immer mit ausgefallenen Geschenken aufzukreuzen, aber zum ersten Mal in meinem Leben habe ich wirklich keine Ahnung, was ich dir schenken soll – darum habe ich beschlossen, dir einen Brief zu schreiben und dir von mir zu erzählen. Dad, ich weiß, dass du diesen Brief niemals lesen kannst, und ich wünsche mir so sehr, dass du noch einen wachen Moment hast, damit du die Dinge verstehst, die ich dir sagen will. Offensichtlich habe ich damit zu lange gewartet, aber ich hoffe, du verstehst.

Dies ist wahrscheinlich eines der schwierigsten Dinge, die ich je getan habe. Es gibt so viel, was ich dir sagen möchte – und da ist so viel mehr, was ich fühle, aber mit Worten nicht ausdrücken kann –, dass ich wirklich nicht weiß, wo ich anfangen soll. Zuerst einmal möchte ich dir dafür danken, dass du mein Vater bist. Vater zu sein bedeutet vieles. Es bedeutet Opferbereitschaft, Liebe, Geld, Disziplin, Hingabe und Einsatz – um nur ein paar Dinge zu nennen.

Als ich aufwuchs war es mir wirklich unmöglich, die Weisheit oder die Motivation hinter einigen deiner Entscheidungen und Handlungsweisen zu erkennen. Ja, manchmal war die Disziplin zu hart, und einige Entscheidungen waren eher daneben, aber ich danke Gott, dass du die Herausforderung angenommen hast, Kinder großzuziehen, dass du zu deinen Überzeugungen gestanden hast und es dir nicht leicht gemacht hast.

Ich danke dir auch dafür, dass du mir nicht immer meinen Willen gelassen hast, und dass du mich auch manchmal scheitern ließest, als es angebracht war. Nach jedem Scheitern warst du da und hast mich wieder aufgehoben und mich dazu ermutigt, es noch einmal zu versuchen. Für diese Dinge hatte ich früher kein Verständnis und wusste sie nicht zu schätzen.

Ich möchte mich auch bei dir entschuldigen für jeden dummen Streit, jede unreife Tat und für jedes Mal, da ich dich enttäuscht habe. Ich bin sicher, dass dir diese Augenblicke sehr weh getan haben. Wenn ich könnte, würde ich die Zeit zurückdrehen und all das anders machen.

Ich möchte dir auch danken für meine christliche Erziehung. Sie hat mir nicht immer gefallen; manchmal war es ganz schön peinlich, wenn ich das einzige Kind in unserem Viertel war, das so oft zur Kirche ging. Und zurückblickend kann ich wieder die positiven Auswirkungen auf mein Leben erkennen. Ich bin oft weggelaufen, aber aufgrund all eurer Gebete und meiner Erziehung bin ich immer wieder zurückgekommen. Dafür kann ich dir nur danken.

Siehst du, Dad, nun wirst du diesen Brief nie lesen können, weil du im Koma liegst. Während der letzten zwölf Jahre hast du mutig gegen diese schlimme Krankheit gekämpft; aber am Ende war das Ergebnis unausweichlich. Obwohl ich mir sicher bin, dass du deine Zeiten des Selbstmitleides hattest, habe ich dich doch kein einziges Mal klagen oder fragen gehört: »Warum ich?« Du hast die Krankheit einfach akzeptiert und so gut du konntest weitergemacht.

Der Tod ist eine Reise, die wir alle eines Tages antreten müssen. Es gibt keinen passenden Zeitpunkt zum Sterben! Ich bin einfach dankbar für die Gabe der Erlösung und die Verheißung des ewigen Lebens. Ich möchte, dass du weißt, wenn es in meiner Macht läge, ich würde alles tun, um dir diese Krankheit abzunehmen. Ich denke, das ist eine egoistische Reaktion, denn ich möchte dich nicht verlieren. Du bist nicht nur mein Vater, sondern mit den Jahren bist du auch mein bester Freund geworden. Du warst immer ein Quell der Ermutigung und des Verständnisses und der bedingungslosen Liebe. Wie sehr wünschte ich, ich hätte in den letzten Jahren mehr Zeit abgezweigt und sie mit dir verbracht – Zeit zu reden, zu teilen, und mir deinen Rat und Führung zu holen.

Dad, ich möchte so sehr, dass du ein Teil der zukünftigen Ereignisse in meinem Leben bist, aber ich weiß, dass es nicht möglich ist. Auch wenn die Trennung nur vorübergehend ist, werde ich dich doch sehr vermissen. Dad, ich hoffe, dass du genauso stolz warst, mich als deinen Sohn zu haben, wie ich stolz bin, sagen zu können, dass du mein Vater warst. Manchmal kann die Erziehung von Kindern enttäuschend und sehr schmerzlich sein. Aber ich hoffe, dass ich für meine Kinder einmal ein genauso gutes Vorbild als Vater und Ehemann sein werde, wie du es für mich warst!

An deinem Geburtstag jedoch habe ich noch eine Bitte an dich: Wenn wir im Himmel wieder vereint sein werden, wünsche ich mir, dass du mit mir zuallererst Fangen spielst, wie wir es so oft in unserem Garten gespielt haben.

Dad, ich liebe dich und ich vermisse dich sehr.

Alles Gute zu deinem Geburtstag.

Dein Sohn Gary.

Als ich den Brief zu Ende gelesen hatte, glaubte ich, mir würde das Herz brechen. Ich ging hinaus auf die Terrasse, wo Bonnie wartete. Sie nahm mich in den Arm und hielt mich einfach fest, während ich weinte.

Wie sehr wünschte ich mir, Gary hätte diesen Brief einen Monat früher geschrieben – oder vielleicht nur eine Woche früher. Diesen Brief selbst zu lesen hätte Bob viel bedeutet. Er wollte immer der Vater sein, wie er meinte, nach dem Willen Gottes sein zu sollen, aber so oft hatte er das Gefühl, versagt zu haben. Vielleicht verstand er es jetzt. Ich betete dafür.

Als Pastor Davies nach dem Mittagessen kam, sagte er zu Bob: »Nun haben Sie den letzten Kilometer hinter sich.« Und wieder hoffte ich, dass Bob die Botschaft verstanden hatte.

Dana kam am späten Nachmittag. Sie war wie geplant gekommen, um mit uns am nächsten Tag Bobs Geburtstag zu feiern. Barbie und Bill kamen auch am nächsten Tag. Abends rief ich sie an, um ihnen von Bobs Zustand zu berichten, und sie sagten, sie würden so schnell wie möglich kommen.

Am nächsten Morgen, Bobs achtundsechzigstem Geburtstag, kamen Barbie und Bill. Sie waren seit vier Uhr morgens unterwegs.

Kurz nach ihrer Ankunft war Bob ein wenig wacher als zuvor. Nachdem wir mit Bill und Barbie Grüße ausgetauscht hatten, sagte Gary: »Vielleicht ist es ein wenig seltsam, aber lasst uns für Dad ›Happy Birthday‹ singen.«

Wir alle standen um Bobs Bett herum und sangen »Happy Birthday«. Dann zeigten wir ihm die Geburtstagskarten, die alle angekommen waren, und die Geschenke, die wir für ihn mitgebracht hatten. Er gab keine Regung von sich – aber vielleicht wusste er es.

Zu Mittag aßen wir eine spontane Mahlzeit aus Butterbroten und Pommes Frites, als wir Bob stöhnen hörten. Wir tauschten fragende Blicke aus, und ich lief schnell ins Schlafzimmer. Gleich als ich Bob sah, wusste ich, dass ihm das Atmen viel schwerer fiel. Barbie folgte mir an sein Bett und stand ein paar Augenblicke schweigend neben ihm. Als Gary ins Zimmer kam, ging sie hinaus, um Dana zu helfen, das Geschirr zu spülen.

Gary stand auf einer Seite des Bettes, und ich auf der anderen. Jeder von uns hielt Bobs Hand. Ich blickte auf die Uhr. Es war 13.20 Uhr. Wir konnten sehen, wie Bobs Atmung immer schwächer wurde. »Ich glaube nicht, dass es noch lange dauert«, flüsterte ich.

Jeder Augenblick schien wie eine Ewigkeit, während wir auf den nächsten Atemzug warteten. Um 13.30 Uhr holte er tief Luft – und dann atmete er gar nicht mehr.

Er war heimgegangen zu seinem Herrn, um dort eine schönere Geburtstagsfeier zu haben. Es war der vollkommene Zeitplan Gottes. Es war seine Verabredung.

✳✳✳

Gott berechnet die Zeit nach seinem eigenen Kalender.

Kapitel 15

Die jenseitige Welt

Ich stärke dich, ich helfe dir auch,
ich halte dich durch die rechte Hand meiner Gerechtigkeit.
Jesaja 41, 10

Die Bibel versichert uns, wenn wir »den Leib verlassen« haben, dass wir dann »daheim bei dem Herrn« sind (2. Korinther 5, 8). Mit Bobs letztem Atemzug wusste ich ohne Zweifel, dass er beim Herrn war. Der Kampf war für ihn zu Ende – er hatte das Rennen gewonnen. Der Himmel muss ein wunderbarer Ort sein.

Aber für mich begann der Kampf jetzt erst. Gary und ich hielten Bobs Hände noch ein paar Sekunden, nachdem er aufgehört hatte zu atmen. Wir tauschten wissende Blicke und umarmten einander unter Tränen. Garys starke Arme um meine Schultern gaben mir Mut, aber dennoch überschwemmte mich das Bewusstsein, nun allein zu sein.

Wir gingen ins Esszimmer. Barbie und Dana räumten immer noch den Tisch vom Mittagessen auf. »Er ist gegangen«, sagte ich einfach.

Barbie blickte erschrocken drein. »Ich dachte nicht, dass es so schnell gehen würde.« Schnell lief sie ins Schlafzimmer.

Ich lehnte mich zurück gegen den Esszimmertisch. In diesem Augenblick war mir, als ob die Zeit für mich anzuhalten schien, als ob ich im luftleeren Raum schwebte. Die Familienangelegenheiten schienen gar nicht mehr real zu sein.

»Ich denke, wir müssen ein paar Leute anrufen«, sagte ich.

Gary erklärte sich dazu bereit. Wie Schwester Gail mich angewiesen hatte, rief er sie zuerst an. Dann rief er Pastor Davies in der Kirche an. Unser nächster Anruf ging an Steve und Laura in Kalifornien. Sie waren nicht zu Hause, aber Gary hinterließ eine Nachricht auf ihrem Anrufbeantworter. Er rief Tom und Bonnie an, die anboten, alle mitzunehmen, die mit zum Beerdigungs-institut mussten.

»Noch jemand?«, fragte Gary.

»Bitte ruf Liz an.« Sie war seit über dreißig Jahren meine Freundin. Als Gary ihr erzählte, dass Bob gestorben war, erklär-te sie sich bereit, ein paar von unseren Freunden anzurufen. Sie rief sogar Bekannte an, die aus der Stadt weggezogen waren.

Fünfzehn bis zwanzig Minuten später kam Schwester Gail. Nachdem sie Bobs Tod eindeutig festgestellt hatte, rief sie Bobs Onkologen an. Da er die Prognose von Bobs Krankheit so gut kannte und der Arbeit des Hospizes vertraute, gab er seine Erklärung über den Tod per Telefon. Die offizielle Uhrzeit, die auf dem Totenschein stehen würde, war 14.05 Uhr.

Pastor Davies kam einige Minuten später. Das Betreuungspro-gramm des Hospizes sah vor, dass ich nicht im Haus sein sollte, wenn Bobs Leiche zum Beerdigungsinstitut gebracht wurde. Bill half Pastor Davies, auf dem Rasen Stühle aufzustellen, die vom Haus weg gerichtet waren. Gary und Barbie kamen zu uns und wir besprachen die Einzelheiten für die Beerdigung und andere Details mit dem Pastor. Die Trauerfeier wurde für Sonntag ange-setzt, und die Besuchszeit am Tag vorher.

Die Todesanzeige für die Zeitung war bereits geschrieben, bis auf das Todesdatum und den Termin der Trauerfeier. Die Lücken konnten wir schnell ausfüllen. Die Anzeige würde am nächsten Tag in der Zeitung erscheinen. Tom und Bonnie brachten sie für mich zum Beerdigungsinstitut, zusammen mit Bobs Kleidern und der Collage, die ich vorbereitet hatte. Es machte alles so viel leichter, dass ich mich um all diese Details schon im Vorfeld gekümmert hatte.

Andere Verwandte mussten auch noch benachrichtigt wer-den – Tanten, Cousins, Nichten und Neffen – und innerhalb von nur ein paar Stunden begannen Freunde und Bekannte anzu-rufen und uns ihr Beileid auszusprechen.

Am nächsten Tag stand das Telefon nicht still. Obwohl ich mich über jeden einzelnen Anruf freute, fühlte ich mich am Nachmittag, als ob ich in einer endlosen Tretmühle wäre. Die

Anrufe nahmen meine ganze Zeit in Anspruch, und abends würde das Haus voller Gäste sein.

Dana rettete mir wirklich das Leben. Sie und Barbie übernahmen die Küche. Als das Essen von Bekannten aus der Gemeinde und von anderen gebracht wurde, kümmerte sich Dana um alles. Sie fragte mich nicht, was sie damit machen sollte – sie tat es einfach.

Gary half ihr und holte Gartentische vom Dachboden und baute auf der Terrasse ein Büfett auf. Später gingen sie noch los, um Papiertischdecken und Servietten zu holen. Von unterwegs riefen sie an und fragten mich nach Bobs Lieblingsfarbe.

»Blau. Warum wollt ihr das wissen?«

»Das ist eine Überraschung«, sagte Dana.

Als sie nach Hause kamen, erzählten sie mir, die hellblauen Tischdecken und Servietten seien eine Ehrenbezeugung für Bob. Da er in der Marine gewesen war, hatten sie auch kleine Segelschiffe gekauft, um damit den Tisch zu dekorieren.

Alles war fertig, als Steve und Laura mit den Kindern am späteren Nachmittag aus Kalifornien ankamen. An diesem Abend kamen andere Verwandte aus Kentucky, Georgia und North Carolina. Lauras Schwester war aus West Virginia gekommen, um sich um die Kinder zu kümmern. Sie schliefen in einem Hotel in der Nähe, aßen aber bei uns.

Am Samstagmorgen ging Pastor Davies mit uns ins Beerdigungsinstitut zu einem privaten Abschied. Als wir uns dem offenen Sarg näherten, schnürte sich mir der Hals zu und der Mund wurde ganz trocken. Obwohl die anderen bei mir waren, hatte ich den Eindruck, als ob ich allein im Raum wäre.

Bobs Gesicht hatte einen friedvollen Ausdruck. Sein Ehering, der immer noch an seinem Finger steckte, wirkte beruhigend auf mich. Liebe hüllte mich ein und verhinderte, dass ich weinen musste. Pastor Davies sprach ein paar Worte – ich weiß nicht mehr, was er sagte – und dann betete er noch mit uns.

Ich weiß, dass der Sarg geschlossen und versiegelt würde, kurz nachdem wir gegangen waren. Ich hatte darum gebeten, weil ich wollte, dass die Leute Bob so in Erinnerung behielten, wie er im Leben gewesen war, und nicht im Tod. Den Raum zu verlassen schien diese Tür mit einer harten Endgültigkeit zu schließen. Ich wusste, ich würde ihn nie wieder sehen, bis wir im Himmel wieder vereint wären.

Die Besuchszeit war später am Nachmittag. Ich hatte diese Zeit wirklich gefürchtet, aber Gott half mir hindurch mit einer Kraft, die nicht aus mir heraus kam. Dana, Barbie und Bill begrüßten die Leute an der Tür, und Steve und Gary standen bei mir, solange die Gäste an uns vorbeigingen. Liz hatte an kalte Getränke gedacht, die sie herumreichte, was für mich sehr hilfreich war, als meine Kehle vom vielen Reden trocken wurde.

Obwohl wir statt Blumen um eine Spende für unsere Gemeinde gebeten hatten, wurden trotzdem einige Gestecke und Pflanzen mitgebracht. Steve und Laura hatten einen großen Strauß weißen Schleierkrautes mit drei roten Rosen als Bouquet auf den geschlossenen Sarg mitgebracht, eine Rose für jedes ihrer Kinder. Gary und Dana brachten rosa und blaue Blumen zur Dekoration der Fotocollage. Auf einer Staffelei neben dem Sarg hatte ich ein Kreuz aus roten Rosen und Nelken mit einer Schleife arrangieren lassen, auf der stand »Deine dich liebende Familie«. Auf einem separaten Tischchen stand das gerahmte Gedicht, das Bob von Jeff bekommen hatte. Eine einzelne Rose stand daneben.

Am folgenden Nachmittag fand die Trauerfeier in der Kirche statt. Statt des Sarges hatte ich ein großes gerahmtes Foto von Bob im Altarraum aufstellen lassen. Der Gottesdienst sollte eine Feier des Lebens sein – und kein Gedenken des Todes.

Auf dem Deckblatt der Gottesdienstordnung war ebenfalls ein Foto von Bob, »Spuren im Sand« war innen abgedruckt, und auf dem hinteren Deckblatt stand der Text des Liedes »Sieg in Jesus.« Bob mochte dieses Lied ganz besonders, und mehrmals hatte er darum gebeten, dass es bei seiner Beerdigung gesungen werden sollte. Als Tribut an ihn. Ich hoffte, dass der abgedruckte Text diejenigen ansprechen würde, die nicht gläubig waren.

Als Vorspiel spielte ein Freund aus unserer Sonntagsschulklasse ein Medley von Bobs Lieblingsliedern auf dem Klavier. Bill hielt den Nachruf für die Familie, und dabei zitierte er wörtlich, was ich so eilig in den Computer eingetippt hatte, an dem Tag, nachdem ich auf dem Friedhof gewesen war.

Während des Gottesdienstes sang Dana »Amazing Grace«. Dann hielt Pastor Davies die Grabrede. Er sprach von dem Vermächtnis des Glaubens, das Bob an seine Söhne weitergereicht hatte. Er erzählte von dem Tag, als Bob gesagt hatte: »Beten Sie, dass ich bis zum Ende treu bleibe. Und dass ich anderen Menschen ein Vorbild bin.«

»Der Herr hat beide Bitten erhört«, sagte der Pastor. Dann erzählte er von der Nacht, als Bob den Herrn angerufen hatte: »Gott, warum hast du mich noch nicht heimgeholt?« Und was Bob am nächsten Morgen gesagt hatte: »Er wird es nach seinem Zeitplan tun.«

Der Pastor ging auch auf das Büchlein ein, das Gary seinem Vater zum Vatertag geschenkt hatte. Er sagte, dass Bob es ihm voller Stolz gezeigt hatte, als er ihn einmal besuchte. Dann fuhr er fort: »Bob war fünfzehn Jahre alt, als er sein Leben dem Herrn übergab. Er war ein guter Junge, dem klar geworden war, dass er der Vergebung seiner Sünden bedurfte und den Herrn Jesus Christus in sein Herz einladen musste. Das veränderte Bobs Leben – und das ermöglicht ihm jetzt, einen anderen Teil der Schöpfung Gottes zu betreten, wo er für immer leben wird.«

Pastor Davies schloss den Gottesdienst, indem er aus Briefen vorlas, die Gary und Steve ihrem Vater geschrieben hatten. Zuerst las er aus Garys Brief vor, den er ihm zum Geburtstag geschrieben hatte, und in dem er sich wünschte, im Himmel Fangen zu spielen, wie sie es so oft im Garten getan hatten.

Steve hatte seinen Brief kurz nach seinem Osterbesuch geschrieben, ihn aber niemals abgeschickt. Als der Pastor daraus vorlas, wünschte ich, dass Steve ihn abgeschickt hätte. »Aus dem Innersten meines Herzens«, las der Pastor, »aus der Mitte meines Seins glaube ich, dass wir wieder vereint werden. Dort wird es keinen Rasen geben, der gemäht werden muss, und wir werden nur zusammensitzen und reden. Meine Liebe zu dir wird bis in alle Ewigkeit andauern.«

Der Gottesdienst ging zu Ende mit dem gemeinsamen Lied

»Sieg in Jesus«. Jesus war derjenige, der Bob den Sieg gegeben hatte.

Am nächsten Morgen ging unsere engste Familie zum Grab, um uns von ihm zu verabschieden. Wir saßen auf Klappstühlen in zwei Reihen neben dem Grab. Mehrere Gestecke standen neben dem Sarg und der Strauß Schleierkraut mit den drei Rosen blieb obendrauf liegen.

Die Augustsonne hüllte uns mit einer warmen Umarmung ein. Pastor Davies las aus der Bibel und zitierte die Bibelstelle, die mir Gottes Botschaft war an dem Morgen, da Bob in ein Pflegeheim gebracht werden wollte: »Wenn ich mitten in der Angst wandle, so erquickest du mich« (Psalm 138, 7).

Dieselben Worte standen in meiner täglichen Bibellese an dem Tag, als Bob starb. Und wieder war es eine Botschaft Gottes an mich in einer Zeit, wo ich sie am meisten brauchte.

Am nächsten Morgen musste Steve zu seiner Arbeit nach Kalifornien zurückkehren, und Dana ging zurück nach Columbus. Andere Verwandte waren nach der Beisetzungsfeier gegangen. Gary blieb noch ein paar Tage bei mir, und Laura und die Kinder blieben noch zehn Tage, um mir zu helfen, die Kluft in ein Leben allein zu überbrücken.

Ich war so dankbar für die Kraft, die Energie und den Seelenfrieden, die Gott mir einflößte. Wir haben tatsächlich einen wunderbaren Herrn, der uns durch die rechte Hand seiner Gerechtigkeit hält – er lässt uns nie im Stich.

✳✳✳

Das Licht scheint am hellsten in der dunkelsten Nacht.

Kapitel 16

Das Wagnis allein

[Jesus sagte], »Und siehe, ich bin bei euch alle Tage bis an der Welt Ende.«
Matthäus 28, 20

Mir war bewusst, dass die Zeit mit Laura und den Kindern sehr kurz war, und angesichts der Möglichkeit, sie mehrere Monate nicht mehr zu sehen, schenkte ich ihnen meine ganze Zuwendung. Wir verbrachten einen Tag mit einem Einkaufsbummel, suchten nach Antiquitäten, und spielten an einem Nachmittag mit den Kindern im Park, wo es Schaukeln und einen Sandkasten gab. Laura versuchte, meine Gedanken auf die Familie und den Spaß zu konzentrieren, aber die vielen Details von Bobs Tod und des Lebens allein quälten mich.

Als Laura und die Kinder zum Flughafen fuhren, überkam mich ein übermächtiges Gefühl der Einsamkeit. Als sie außer Sichtweite waren, ging ich widerwillig ins Haus – das leere Haus.

Die Realität, nun Witwe zu sein, traf mich wie ein Donnerschlag. Die Zimmer schienen riesig und so still zu sein. Mein Leben würde sich ab jetzt sehr von meinem bisherigen Leben unterscheiden. Aber würde ich damit zurechtkommen?

In der Küche erregte ein runder Magnet an der Kühlschranktür meine Aufmerksamkeit. Darauf waren zwei Rehe abgebildet, die durch einen flachen Fluss wateten. Daneben stand in dicken schwarzen Buchstaben die folgende Botschaft: »Herr, hilf mir, daran zu denken, dass heute nichts geschehen wird, was du und ich nicht schaffen.«

Danksagungen mussten geschrieben, die Versicherungen informiert werden. Ich musste die Kreditkarten ändern lassen, den Rechtsanwalt anrufen. Ich wusste gar nicht, wo ich anfangen sollte.

Für den Anfang schien es mir das Beste, die Post durchzusehen, die sich in einer leeren Schublade angesammelt hatte. Beileidskarten türmten sich über ungeöffneten Rechnungen und Reklamesendungen. Nachdem ich die Reklamebriefe aussortiert und die Rechnungen zusammengelegt hatte, öffnete ich als Erstes die Karten.

Jede Karte war eine persönliche Botschaft von dem Freund, der sie geschickt hatte – und vom Herrn. Viele der Verse versicherten mich der Gegenwart und Führung Gottes. Viele Leute hatten die ausgeschnittene Todesanzeige beigelegt.

Ich benutzte das Briefpapier, das ich vom Beerdigungsinstitut bekommen hatte, um Danksagungen an all jene zu schreiben, die Blumen geschickt, Essen gebracht oder im Andenken an Bob eine Spende an die Gemeinde gegeben hatten. Ich musste mich um die rechtlichen Dinge kümmern. Unser Anwalt regelte die Eigentumsverhältnisse, und ich musste ein neues Testament schreiben. Bankkonten mussten auf meinen Namen umgeschrieben werden. Bobs monatlicher Scheck von der Sozialversicherung musste nun an mich geschickt werden.

An manchen Tagen hatte ich Kopfschmerzen von all dem Durcheinander. Ich führte eine Liste der zu erledigenden Aufgaben, und es tat mir gut, das, was ich erledigt hatte, abhaken zu können. So wie Gott uns jeden Tag neue Kraft schenkt, so gibt er uns auch die Fähigkeit, unsere Probleme nacheinander abzuarbeiten.

Philipper 4, 13 wurde für mich sehr wirklichkeitsnah: »Ich vermag alles durch den, der mich mächtig macht.« Immer wenn ich am Schreibtisch saß, las ich den Ausschnitt aus dem Gemeindeblatt, der aus dem Lied »Weil er lebt« zitierte:

Weil er lebt, kann ich mich dem Morgen stellen,
Weil er lebt, ist alle Angst gewichen;
Weil ich weiß, dass er die Zukunft in seinen Händen hält.
Und das Leben ist es wert zu leben, nur weil er lebt.

Es war mir eine große Hilfe, dass ich so schnell wie möglich zu meiner normalen Tagesroutine zurückkehrte. Zahlreiche Gemeindeaktivitäten, ein Aerobic-Kurs früh am Morgen, gemeinsame Zeit mit Freunden – all das war Teil meiner inneren Heilung. Ich ging zu einer Gruppe, bei der man das Reden in der Öffentlichkeit lernen konnte. Ich begann, einen Bibelgesprächskreis zu besuchen, und jede Aktivität erweiterte meinen Horizont.

Ich entschied mich für Beschäftigung und konzentrierte mich auf die Gegenwart anstatt auf die Vergangenheit. Zu Hause zu bleiben und mich selbst zu bemitleiden wäre zwar einfach gewesen, aber es hätte mich nicht weitergebracht.

Ich entschloss mich, die erste Stunde meines Tages mit dem Herrn zu verbringen: sein Wort zu lesen und mit ihm im Gebet zu sprechen. Als die dunklen Winkel meines Lebens von seiner Gegenwart erhellt wurden, wurde es für mich auch leichter, mit dem leeren Haus und den stillen Zimmern zurechtzukommen.

Immer noch hatte ich schwere Momente. Oftmals waren es kleine Dinge, die mich stolpern ließen. Ein Zitronenkuchen mit Baiserhaube, Bobs Lieblingskuchen, weckte die Erinnerung an unsere gemeinsamen Mahlzeiten. Eine leere Schachtel, die mir in die Hände fiel, förderte eine andere Erinnerung zu Tage.

An einem Osterfest hatte Bob mir eine leere quadratische Schachtel von etwa zwei bis drei Zentimetern geschenkt, die in blaues Papier gehüllt und mit einer Schleife verziert war. Daran hing das folgende Gedicht.

Dies ist ein ganz besonderes Geschenk,
Das du niemals sehen kannst.
Warum es so besonders ist,
Es ist von mir für dich.
Immer wenn du einsam bist,
Auch wenn du traurig bist,
Nimm einfach nur dieses Geschenk an dich
Und du weißt, ich denke an dich.
Nie kannst du es auspacken –
Bitte lass die Schleife drum.

Halt nur die Schachtel an dein Herz
Sie ist gefüllt mit meiner Liebe.

Die schwierigste Hürde kam in der Kirche, als die Gemeinde aufstand, um »Sieg in Jesus« zu singen. Alle Erinnerungen an die Beerdigung überfluteten mich wieder. Die Tränen brannten in meinen Augen.

»Bitte Gott, lass mich nicht weinen.« Und ich weinte nicht. In kleinen, wie auch in den großen Schmerzen war er immer da, um mir beizustehen.

Zu meinem Geburtstag im September lud mich Gary ein, ein paar Tage bei ihm in Columbus zu verbringen. Die Aussicht, allein dorthin fahren zu müssen, machte mir Angst. Es war nur eine Fahrt von zwei Stunden auf einer gut ausgeschilderten vierspurigen Autobahn, aber bisher war Bob immer gefahren. Nun würde ich die Karte lesen müssen, auf die Straßenschilder achten und aufpassen, dass genug Benzin im Tank war.

Bevor ich losfuhr, blieb ich noch einmal am Kühlschrank stehen, um die Magnet-Botschaft zu lesen: »Herr, hilf mir, daran zu denken, dass heute nichts geschehen wird, was du und ich nicht schaffen.« Die Fahrt nach Columbus war die erste von vielen Leistungen, bei denen er mir seine Hilfe gab.

Gary wusste, dass mein Geburtstag für mich schwer sein würde, und er versuchte, die folgenden Tage mit allen möglichen Aktivitäten zu füllen. Auch Dana wollte ihren Teil dazu beitragen. Am Abend meines Geburtstages lud sie uns zu einem Essen bei Kerzenlicht in ihre Eigentumswohnung ein. Ihre Mutter kam auch, und als wir alle zusammensaßen, blieb kaum Zeit, über den einen nachzudenken, den ich so schmerzlich vermisste.

Als ich wieder zu Hause war und etwas freie Zeit hatte, fand ich Freude daran, anderen Menschen zu helfen: ein Essen für einen kranken Freund zubereiten, ein Besuch bei einem älteren Gemeindemitglied, das nicht mehr nach draußen gehen konnte. Es gibt immer eine Möglichkeit, anderen zu helfen.

Feiertage sind besonders schwer, wenn man sie allein verbringen muss. Irgendwie wird das Haus dann noch größer, leerer und stiller. Ich war dankbar, dass Steve und Laura mich über Erntedank zwei Wochen zu sich nach Kalifornien einluden, und Gary bat mich, das Weihnachtsfest mit ihm in Columbus zu verbringen.

Dieses Weihnachtsfest war ein ganz besonderes Fest für Gary und Dana, denn er fragte sie ganz offiziell, ob sie ihn heiraten wollte. Am Weihnachtsmorgen hatte Gary ihren Ring in Geschenkpapier verpackt unter den Weihnachtsbaum gelegt. Dana band vorsichtig die Schleife auf und wickelte das Papier ab. In der Schachtel fand sie den wunderschönen Rubinring, den sie und Gary zuvor zusammen ausgesucht hatten.

Gary kniete vor ihr nieder, zwischen den Päckchen und dem Papier und bat sie, ihn zu heiraten. Mein Fotoapparat war bereit und ich machte einen Schnappschuss.

»Ja, ich will«, sagte Dana. »Ich möchte jeden Augenblick meines Lebens mit dir verbringen.« Genau das waren ihre Worte.

Nachdem ich wieder zu Hause war, schickte ich Dana eine gerahmte Vergrößerung von Gary auf den Knien, mit einer kleinen Bemerkung, die lautete: »Er kann niemals sagen, er hätte dich nicht gefragt.«

Ihre Hochzeit wurde für den nächsten April festgesetzt. Beim Probeessen gab Dana jedem Gast ein Geschenk, dann las sie die Notiz vor, die Bob ihr vor vielen Monaten gegeben hatte: »An Dana – ich weiß nicht, wie lange Zeit mir Gott noch gegeben hat, aber ich kann mir keine bessere Wahl für das Leben meines Sohnes vorstellen als dich.«

Es schien, als ob Bob ihrer Verbindung schon seinen Segen gegeben hatte. Ich hätte mir so sehr gewünscht, dass er an diesem Abend bei uns sein konnte, aber ich war dankbar dafür, dass er Dana wenigstens kennen gelernt und sie auf seine eigene Art in der Familie willkommen geheißen hatte.

Steve und Laura kamen zur Hochzeit im April. Tom und Bonnie, Bill und Barbie waren auch da. Es war eine Zeit der Gemeinschaft und der Freude.

Als Gary und Dana sich verlobt hatten, erzählte er mir, dass er für die Hochzeit zwei Wünsche hätte: Er wollte in dem blauen

Serge-Anzug seines Vaters heiraten, und er wollte, dass Bobs Foto neben ihm am Altar stand, wenn er sein Eheversprechen gab. Beide Wünsche wurden erfüllt. Bill, Bobs Schwager, hielt die Trauung.

Als der Empfang beinahe vorbei war, bat mich Gary, einige der Hochzeitsblumen auf Bobs Grab zu bringen. Am nächsten Tag, als ich wieder nach Hause fuhr, ging ich sofort auf den Friedhof.

Eine Frühlingswärme bedeckte den Boden, und das Gras wurde langsam grün. Ein leichter Wind bewegte die Blätter der weißen Birke am Rand der Wiese neben der Straße. Die Welt schien frisch – und ruhig – zu sein, als ich an Bobs Grab stand.

Ich fühlte mich, als ob ein Kapitel meines Lebens zu Ende gegangen war. Erinnerungen sind ein wertvoller Segen – aber das Leben ist für die Lebenden. Und ich konnte die Erinnerung an Bob am besten ehren, indem ich mein Leben in der Fülle lebte.

✳✳✳

Auf einer Reise, die man allein unternimmt, ist man niemals einsam,
wenn man mit dem Herrn unterwegs ist.

Kapitel 17

Die heilende Salbe der Gartenschere

Gebt, so wird euch gegeben ... denn eben mit dem Maß, mit dem ihr messt, wird man euch wieder messen.
Lukas 6, 38

Als Bobs erster Todestag näher rückte, brach ich immer leichter in Tränen aus. Jedes Mal, wenn mich jemand an den schweren Tag erinnerte, musste ich weinen.

Zwei Wochen vor diesem Jahrestag sagten Tom und Bonnie zu mir: »Wir wissen, dass der 25. August ein schwerer Tag für dich ist. Wir würden dich gern zu einem Abendessen einladen und anschließend mit dir ein Konzert im Park besuchen.«

Auf ihr Angebot war ich nicht vorbereitet. »Lasst mich darüber nachdenken«, sagte ich und wandte mich ab.

Als der Tag näher kam, kamen auch die Tränenausbrüche immer häufiger. Steve und Gary riefen mich an, um mir zu sagen, dass sie an mich denken und für mich beten würden. Freunde in der Gemeinde sagten das Gleiche. Pastor Davies und die Gemeinde sandten eine Karte, in der sie ihr Mitgefühl ausdrückten.

Ich fürchtete mich vor dem Tag und wünschte, dass dieses Datum aus dem Kalender gestrichen werden könnte. Am Morgen des 25. August betete ich, dass Gott mir helfen sollte, den Tag durchzustehen. Dieser Tag war fast schwerer für mich als der eigentliche Tag, an dem Bob gestorben war.

Ich wollte einfach nur allein sein, mit niemandem reden. Zweimal ignorierte ich das Telefonklingeln. Auf dem Anrufbeantworter konnte ich sehen, dass es Steve war, der aus Kalifornien anrief, und Barbie aus Kentucky. Tom und Bonnie hatte ich gesagt, dass ich nicht ausgehen wollte. Es gab keinen Weg, mit dem ich meine Gedanken überlisten konnte, um nicht daran zu denken, was für ein Tag es war.

Sobald der Blumenladen öffnete, kaufte ich einen Blumenstrauß aus roten und weißen Nelken für Bobs Grab. In der strahlenden Augustsonne fuhr ich zum Friedhof. Fingerhirse wuchs dicht um die Umrandung des Grabes herum, und Unkraut wucherte über die Grabplatte. Die Kupfervase, die vor der Grabplatte eingesetzt war, war kaum noch zu sehen. Seit dem frühen Frühjahr war ich nicht mehr am Grab gewesen, und ich war überrascht über die Auswirkungen der mangelnden Grabpflege.

Ich fuhr wieder nach Hause. Nach dem Mittagessen fuhr ich mit einer Gartenschere und Gartenhandschuhen zurück zum Friedhof. Ich schnitt alles Unkraut um die Grabplatte weg. Allmählich spürte ich, wie meine Depression leichter wurde. Auf eigenartige Weise war es beinahe, als ob ich Bob einen Dienst tun konnte. Da er an seinem Geburtstag gestorben war, kam es mir vor, als wäre dies mein Geburtstagsgeschenk für ihn.

Der Himmel war blau. Bäume boten kühlenden Schatten. Das Zischen eines Rasensprengers in der Nähe war das einzige Geräusch, das mein Alleinsein bei der Arbeit störte.

Als ich mit der Arbeit fertig war, war es fast halb zwei – genau die Uhrzeit, als Bob vor einem Jahr gestorben war.

»Liebling, ich liebe dich«, sagte ich und wünschte, er könnte mich hören.

Ich packte meine Gartengeräte zusammen und ging zurück zum Auto. Als ich vom Friedhof nach Hause fuhr, fühlte ich mich befreit von Sorge und fähig, mich meiner Welt zu stellen.

Gott hatte mir Frieden und Fassung geschenkt. Er hatte meine Trauer besänftigt und mir wieder einmal deutlich gemacht, dass man im Dienst für andere Glück finden kann.

✳✳✳

Wenn wir uns für andere leer machen, füllt Gott diese Leere mit Freude.

Teil Zwei

Hilfreiche Impulse für pflegende Angehörige

Kapitel 18

Eine Erinnerung schaffen

Da Feiertage und besondere Ereignisse den Kalender einteilen, machen Sie aus jedem Tag eine Gelegenheit für ein kleines Fest. Gibt es eine besondere Gelegenheit, die Sie und Ihr geliebter todkranker Ehepartner miteinander verbringen können? Wenn ja, ignorieren Sie diesen besonderen Tag nicht und fürchten Sie sich nicht davor, ihn zu feiern. Genießen Sie ihn auf zärtliche, kreative Art. Nehmen Sie ihn als Möglichkeit an, eine wertvolle Erinnerung zu schaffen, an die sie immer wieder gern zurückdenken.

Besondere Gelegenheiten und Feiertage

Familientreffen: Wenn ein geliebter Mensch sterbenskrank ist, werden Sie bald feststellen, dass Zeit etwas sehr Wertvolles ist. Sie werden sich darüber klar werden, wie schnell sie verstreicht. Wenn Ihre Familie weit verstreut lebt, könnte ein Familientreffen ein wertvolles Ereignis sein, bevor sich der Zustand des Kranken zu sehr verschlechtert. Ein Familienfoto kann zu einem unbezahlbaren Besitz werden.

Kleines Fest: Vielleicht können Sie ein kleines Fest für Ihren geliebten Angehörigen planen; es muss nicht bis ins kleinste Detail durchgeplant sein. Wenn keine Familie da ist, können Sie vielleicht ein paar Freunde zu einem einfachen Essen einladen. Auch ein schneller Besuch, der nur ein paar Minuten dauert, kann den Tag als etwas Besonderes erscheinen lassen. Wenn möglich, beziehen Sie den Kranken in die Planungen für den Tag ein.

Unterhaltung zu Hause: Vielleicht können Sie den Tag zu etwas Besonderem machen, indem sie gemeinsam einen ausgeliehenen Videofilm oder ein Heimvideo ansehen, auf dem derselbe Feiertag zu einem früheren Zeitpunkt gefeiert wurde. Sie könnten auch ein Brettspiel spielen, wie zum Beispiel Dame, oder ihm etwas vorlesen.

Geburtstagsfeier: An Ihrem eigenen oder seinem Geburtstag können Sie sich an die guten Zeiten erinnern, die Sie gemeinsam verbracht haben, und Gott für die Jahre des Lebens danken, die er Ihnen gegeben hat. Vielleicht könnte Ihr Partner einige weniger bekannte Episoden aus seiner Kindheit erzählen; Sehnsucht nach alten Zeiten kann glückliche Erinnerungen hervorrufen.

Wenn Sie Ihrem geliebten Partner keinen Geburtstagskuchen backen können, weil er vielleicht Diabetes oder ein anderes medizinisches Problem hat, könnten Sie eventuell einen »Kuchen« aus zuckerfreiem Wackelpeter machen. Oder Sie könnten eine Kerze in ein Dessert aus Apfelkompott stecken. Es ist die Feier, die zählt, nicht die Zutaten.

Weihnachtsvorbereitungen: Zu Weihnachten könnten Sie die Freude der Geburt Christi miteinander feiern und angenehme Erinnerungen früherer Weihnachtsfeste Revue passieren lassen.

Vielleicht dürfen oder können Sie keinen großen Weihnachtsbaum aufstellen, aber Sie könnten das Schlafzimmer festlich schmücken, indem Sie einen kleinen künstlichen Baum auf einen Nachttisch oder eine Kommode stellen. Vielleicht möchten Sie das Zimmer noch mit Stechpalmen, Mistelzweigen oder anderem Weihnachtsschmuck dekorieren. Wenn möglich, sollten Sie Ihren Partner ermutigen, Ihnen zu helfen, Weihnachtsschmuck selbst herzustellen, wie zum Beispiel eine Kette aus ineinander geschlungenen Ringen aus Gold- und Silberfolie. Popcornschnüre auffädeln macht auch viel Spaß.

Vielleicht möchten Sie, dass Ihr geliebter Ehepartner Ihnen hilft, die Geschenke einzupacken. Sogar ganz einfache Aufgaben, wie die Bänder zuschneiden oder Ihnen Klebestreifen anzureichen, kann ihm helfen, sich als Teil der Festvorbereitungen zu fühlen.

Kinder und Enkelkinder einbeziehen: Wenn Sie kleinere Kinder oder Enkelkinder haben, lassen Sie sie an dem Fest teilhaben. Das Fest wird nicht nur zu einer bleibenden Erinnerung für die Kinder, sondern Sie helfen ihnen damit, die Kluft zwischen Leben und Tod zu überbrücken.

Vielleicht könnten die Kinder ein Buch für Ihren Partner herstellen, in dem sie ihre Liebe zum Ausdruck bringen und ihm sagen, inwieweit er etwas Besonderes für sie war. Das könnte ein wertgeschätztes und gehütetes Geburtstags- oder Weihnachtsgeschenk für Ihren geliebten Angehörigen sein, und die Kinder oder Enkelkinder werden spüren, dass sie zur Freude des Festes einen Beitrag geleistet haben.

Erinnerungen und Erinnerungsstücke

Erinnerungen aus dem christlichen Bereich: Wenn Ihr geliebter Partner in der Gemeinde aktiv gewesen ist, erinnern Sie ihn an jede Bemühung, und was erreicht werden konnte. Die Erinnerung an den Dienst für unseren Herrn und Erlöser ist ein Vermächtnis, das alle Christen gern hinterlassen möchten.

Persönliche Erinnerungen: Wir möchten auch gern auf persönliche Art von der Familie und von Freunden in Erinnerung behalten werden, wenn wir gegangen sind. Vielleicht könnte Ihr Partner für jedes Familienmitglied eine kurze Mitteilung schreiben. Oder vielleicht möchte er dazu lieber den Kassettenrekorder benutzen und ein paar Worte sagen, oder jedem ein Lied singen.

Die Aufnahme eines Feiertages, den die Familie gemeinsam verbracht hat, wie zum Beispiel Weihnachten, kann eine wertvolle Erinnerung sein.

Erinnerungsstücke: Gibt es ein Schmuckstück, ein Möbelstück, eine Briefmarkensammlung oder ein anderes Teil, das für Sie oder Ihren geliebten Partner eine besondere Bedeutung hat und das Sie einer bestimmten Person geben möchten?

Wenn Ihr Partner einen solchen wertvollen Besitz hat, den eine bestimmte Person bekommen soll, dann ermutigen Sie ihn, dieses Teil schon frühzeitig zu verschenken. Auf diese Weise kann Ihr Partner die Freude erleben, wenn diese Person den Gegenstand bekommt, und es wäre immer noch ein Erbstück für die nächsten Jahre.

Eine Bibel als Erbstück: Eine persönliche Bibel kann ein wertvoller Schatz sein. Unterstrichene Passagen und persönliche Notizen am Rand sind wie eine Straßenkarte des Lebens.

Kapitel 19

Gründe für Stress

Der tägliche Trott dauerhafter Pflege ohne Aussicht auf Erleichterung ist oft die schwierigste Phase der Betreuung. Die meisten von uns waren beschäftigt und hatten ein ausgefülltes Leben, und Angebundensein kann einen zum Wahnsinn treiben. Nach einer Weile können Anzeichen von Stress bei dem pflegenden Angehörigen auftreten, und seine Gefühle können ins Trudeln geraten.

Schuld

Wenn Sie die Müdigkeit überfällt, würden Sie wahrscheinlich am liebsten weglaufen. Sie haben keine Zeit, Dinge zu tun, die *Sie* gerne tun möchten; sogar Telefongespräche werden unterbrochen. Sie wünschten sich, die Qual wäre zu Ende, und dann wird Ihnen bewusst, dass der einzige Weg, wie sie zu Ende gehen kann, der Tod Ihres geliebten Partners ist. Schockiert über Ihre eigenen Gefühle, denken Sie: *Wie kann ich nur so fühlen?*

Jeder Pfleger hat diese Gedanken. Es ist kein Anzeichen, dass Ihnen Liebe oder Hingabe fehlen würde; es ist ein Zeichen, dass Sie ein Mensch sind, und Maßlosigkeit ist eine stets gegenwärtige Sünde, gegen die wir ankämpfen müssen.

Sie mögen sich fragen: »Tue ich genug?« Dann tobt die Schuld in Ihnen, weil Sie sich in Ihrem Innern wünschten, sie würden weniger tun.

Sie mögen zögern, Ihren geliebten Angehörigen bei einer anderen Person zu lassen. Die Schuld diktiert Ihnen: »Wenn etwas passiert und ich bin nicht da, dann ist es mein Fehler.« Könnten Sie sich das jemals vergeben? Und würden andere schlechter von Ihnen denken, nur weil Sie nicht da waren?

Und weil Sie sich schuldig fühlen, fragen Sie sich, ob andere Sie für so freundlich halten, wie Sie es sein sollten, ob Sie aufmerksam genug sind und ob *Sie alles tun*, was Sie können, um das Leben Ihres geliebten Partners zu retten.

Wenn sich die Rechnungen türmen für Behandlungen, die nicht helfen, bemerken Sie, dass Sie Geld ausgeben, das Sie gar nicht haben. Wenn Sie versuchen zu sparen, in dem Wissen, dass Sie das Geld brauchen, wenn Sie alleine sind, dann jagt Sie die Schuld, dass Sie egoistisch seien.

Einsamkeit

Einsamkeit kann Sie überfallen. Jeder andere scheint *frei* zu sein – außer Ihnen. Sie fragen sich, wo all Ihre Freunde sind (Ihre »freien« Freunde). Wie können Sie die langen Tage ausfüllen, wenn alles, worauf Ihr Leben fixiert ist, mit der Krankheit zu tun hat: Schmerzen, Unwohlsein, schlechter Appetit? Sie sind enttäuscht, wenn Ihr geliebter Partner nicht essen will, egal wie viel Arbeit Sie sich machen, um ihm seine Lieblingsspeisen zu kochen.

Sie fragen sich, mit wem Sie sprechen könnten, der bereit ist, in Ihre Welt zu kommen, Ihr Leid zu teilen, Sie trotzdem zu mögen – und nicht den Eindruck hat, Sie seien eine Last –, oder der sich keine Gedanken darüber macht, welch ein Opfer eine Freundschaft mit Ihnen bedeuten würde.

Unzulänglichkeit

Sie fühlen sich möglicherweise inkompetent, wenn Sie Hausarbeiten übernehmen, die sonst Ihr Partner erledigt hat. Für Männer mag das Kochen eine Herausforderung sein, die sie nicht schätzen, und Bügeln eine Aufgabe, die ihnen unüberwindbar erscheint. Frauen mögen einen Rasenmäher als bedrohlichen Drachen im Schuppen empfinden und verstopfte Abflussrohre und Dachrinnen voller Herbstblätter als unüberwindbare Schwierigkeiten betrachten.

Furcht

Furcht wird sich durch Ihre Gedanken ziehen, wenn Sie sich Ihr Leben allein vorstellen. Wie werden Sie zurechtkommen ohne Ihren besten Freund – Ihren Ratgeber (wenn Ihnen finanzielle Angelegenheiten ein Rätsel oder überwältigend sind), und Ihren Berater (bei Familienangelegenheiten)? Bedeutet dieser Verlust, dass Sie niemals wieder liebevolle Arme um sich spüren werden? Wenn Sie sich solche Gedanken machen, können Sie leicht in Panik geraten.

Groll

Dann gibt es noch den Groll. »Warum gerade ich, Gott?«, mögen Sie fragen. Es kann sein, dass Sie jedem gegenüber Groll empfinden, der einen gesunden Partner hat. Es ist sogar möglich, dass Sie Ihrem geliebten Angehörigen gegenüber Groll empfinden, weil er krank geworden ist; obwohl diese Gedanken eine Belastung und völlig irrational sind, so sind sie doch vorhanden. Und dann möchten Sie am liebsten schreien: »Wie kann ich nur solche Gedanken haben?!«

Kapitel 20

Wie man mit Stress umgeht

Loslassen der Gefühle

Manchmal hilft es zu weinen; schämen Sie sich nicht, wenn Sie es tun. Tränen scheinen Enttäuschungen wegwaschen zu können, wie ein Frühlingsregen die Atmosphäre reinigt. Tränen sind der natürliche Weg, um Spannung abzubauen.

Freie Zeit außerhalb des Hauses

Wenn Ihr geliebter Angehöriger noch mobil ist, dann bieten viele Städte Zentren zur Tagesbetreuung für Alte und Kranke an. Ein Tapetenwechsel kann für ihn eine angenehme Abwechslung sein und ist für Sie von großem Vorteil. Versuchen Sie, jeden Tag etwas Zeit abzuzweigen, die Sie ganz allein für sich verwenden. Vielleicht kann es ein Kreuzworträtsel oder ein Puzzle sein – etwas, was Ihnen auch in kurzen Zeitabschnitten Freude macht. Sie brauchen kleine Stückchen Freiheit, ohne die Schuldgefühle, die eine solche Ruhepause verursachen könnten. Manchmal ist ein objektiver Außenstehender notwendig, zum Beispiel eine Krankenschwester, um Ihnen zu helfen, sich mit der Situation zu versöhnen und Sie zu unterstützen. Das Gefühl des Ausgebranntseins ist schrecklich, aber unvermeidlich. Wenn Sie die ganze Wegstrecke mit Ihrem geliebten Partner zu Hause gehen wollen, müssen Sie Vorkehrungen treffen, bevor es geschieht.

Notwendige Ruhepausen

Gelegentlich ist es vielleicht sinnvoll, jemanden zu bitten, über

Nacht zu bleiben, damit Sie einmal acht Stunden ohne Unterbrechung schlafen können. Wie Shakespeare notierte: »Schlaf, der die Stirne des Kummers entrunzelt.« Hilfseinrichtungen verfügen über Betreuungspersonen, die keine pflegerische Hilfe leisten können, aber in der Lage sind, den einfachen Bedürfnissen von Patienten nachzugehen. Wenn Ihre Familie oder Freunde Ihnen zu einer besonderen Gelegenheit ein Geschenk machen wollen, dann könnten Sie ja vorschlagen, dass sie Ihnen eine Nacht zum Durchschlafen schenken, indem sie die Kosten für eine Betreuungsperson bezahlen. Wenn Sie erwachsene Kinder haben, könnten Ihnen diese eine Entlastung für die Nacht anbieten. Haben Sie einen Freund/Freundin oder einen Verwandten, der Ihnen helfen kann? Die meisten Christen bieten lieber Hilfe an, als sie anzunehmen, aber seien Sie nicht zu stolz, andere um Unterstützung zu bitten und sie auch anzunehmen. Machen Sie sich bewusst, dass Gott andere Menschen als Teil seiner Fürsorge für Ihre Bedürfnisse benutzt – für Ihre psychologischen und geistlichen Bedürfnisse genauso wie für Ihre körperlichen.

Kommunikation

Die meisten Freunde wollen wirklich helfen, aber manchmal fühlen Sie sich etwas unbeholfen, weil sie nicht wissen, was sie tun sollen. Sie hören dann ein freundliches »Ruf mich an, wenn du etwas brauchst.« Scheuen Sie sich nicht, diesen Freunden eine Aufgabe anzuvertrauen – in der Regel freuen sie sich, wenn sie Ihnen helfen können. Meistens fühlen sich Freunde machtlos, aber sie schätzen es, wenn sie helfen können, und ihnen wird bewusst, dass sie einen Beitrag leisten konnten.

Freundschaft

Sich mit einem Freund oder einer Freundin zu unterhalten hilft, die Anspannung der dauernden Pflege zu erleichtern. Auch wenn Sie zögern, anderen Ihre Probleme aufzuladen, suchen Sie sich einen Freund, mit dem Sie Ihre Sorgen teilen können. Selbst ein paar Minuten am Telefon sind schon hilfreich, und der Nebeneffekt ist eine sich vertiefende Beziehung für Sie beide.

Berührungen

Vielleicht gibt es etwas, was Ihr geliebter Partner für Sie persönlich tun kann, zum Beispiel Ihnen den Rücken reiben oder Ihnen die Schultern massieren, um die Spannung abzubauen. Wenn Sie solche vertrauten Berührungen in der Vergangenheit ausgetauscht haben, so wird es Ihnen auch jetzt helfen zu entspannen, und Ihrem geliebten Partner das Gefühl geben, dass er von Ihnen gebraucht wird.

Geistliche Hilfe

Der Stress, einen todkranken geliebten Menschen zu pflegen, wird sie entweder näher zu Gott hinziehen oder Sie von ihm wegstoßen. Wenn wir einen wunderschönen Sonnenuntergang mit lebendigen Farben sehen, der vom ruhigen Wasser eines Seehafens reflektiert wird, ist es leicht, die Gegenwart Gottes zu spüren. Nicht so einfach ist es, wenn raue Sturmwinde unsere Wohnung verwüsten und heftige Wogen das Ufer zu überschwemmen drohen. Aber derselbe Herr ist in beiden Situationen da.

Wenn Sie über die Krankheit Ihres geliebten Partners nachdenken und sich die Möglichkeit seines oder ihres herannahenden Todes vor Augen halten, mag Gott sehr weit entfernt scheinen. Selbst wenn Sie Christ sind, mögen Sie das Gefühl haben, ihn nicht erreichen zu können. Ein Tageskalender mit Bibelversen, den man in christlichen Buchläden kaufen kann, kann hier eine Hilfe sein. Wenn er an einem gut sichtbaren Ort platziert wird, wie zum Beispiel in der Nähe der Spüle, wird er Ihnen eine regelmäßige Erinnerung an Gottes Stärke und Fürsorge sein.

Wenn Sie kein Christ sind, aber den Herrn Jesus Christus kennen lernen möchten, dann nehmen Sie sich eine Bibel. Das Johannesevangelium ist ein gutes Buch zum Anfangen. Lesen Sie es mehrmals, und bitten Sie Gott, Ihnen zu helfen, es zu verstehen – er wird es tun.

Führen Sie Tagebuch: Wenn das Gewicht der Krankheit Ihres lieben Angehörigen Sie hinunterzieht, würde ich Sie ermutigen, ein Tagebuch zu führen. Notieren Sie die positiven Dinge, die Ihnen an jedem Tag passieren, nicht nur die negativen. Vielleicht erfrischt Sie die Schönheit eines Kardinals, der in Ihrem Vogelhaus einen Festschmaus hält, oder Sie erfreuen sich an Staubkörnchen, die im Sonnenlicht tanzen. Wenn Sie auch nur ein Wort oder einen kurzen Satz notieren – was nicht viel Zeit in Anspruch nimmt –, wird Ihnen dies bewusst machen, dass Gutes und Schönes geschieht, und es wird Ihnen helfen, jeden Tag danach Ausschau zu halten. Achten Sie darauf, wie der Herr Sie tröstet. Manchmal achten wir in unserem Schmerz nicht auf die kleinen Segnungen, die Gott für uns jeden Tag bereithält. Wenn Sie ein kleines Tagebuch führen, wird es Ihnen helfen, für Gottes Liebe und seine Verheißungen offen zu sein. Wenn Sie Ihre Eintragungen durchsehen, werden Sie erstaunt sein über seine Antworten auf Ihre inständigen Bitten.

Trost durch das Gebet: Unterschätzen Sie nicht den Trost durch ein Gebet. Reden Sie mit dem Herrn. Beklagen Sie sich bei ihm, wenn Sie möchten – er weiß sowieso, wie Sie sich fühlen. Auch wenn Sie schweigend beten, während Sie andere Arbeiten tun, Sie können sicher sein, dass Gott Sie hört. Hören Sie, was er Ihnen antwortet.

Manchmal kommen Gottes Antworten auf sehr praktische Weise, wie zum Beispiel in Form von Geschenken wie einem Babyphon oder einem Handy. Vielleicht schickt er Ihnen unerwartet einen Freund vorbei, oder rettet Sie auf andere Weise. Die Erleichterung, die er Ihnen verschafft, muss nicht *unbedingt* geistlicher Natur sein.

Hilfe und Balsam aus der Bibel: Wenn es eben möglich ist, sollten Sie jeden Tag etwas Zeit finden, um allein mit dem Herrn zu sein und in seinem Wort zu lesen. Besonders die Psalmen werden Sie als sehr nützlich empfinden. Zu lesen, wie David dem Herrn von seinen Problemen erzählte, kann Ihnen helfen, es auch zu tun. Wir suchen verzweifelt nach Antworten und müssen zugeben, dass es manchmal keine gibt. Wir dürfen sogar fragen: *Kümmert sich Jesus eigentlich um mich?* Die folgenden Gedanken und Bibelstellen stammen aus einer Predigt, die Pastor Davies über die Tragödien gehalten hat, die unser Leben berühren. Ich hoffe, sie werden Ihnen helfen.

- Psalm 116, 15: »Der Tod seiner Heiligen wiegt schwer vor dem HERRN.« Gott hat eine andere Sichtweise vom Tod als wir. Für uns ist der Tod etwas Negatives, nicht so für Gott. Für uns bedeutet er Trennung, aber für Gott bedeutet er, dass wir in die Freude seiner Gegenwart geholt werden, wenn wir an ihn glauben.
- Jesaja 43, 1 – 2: »Fürchte dich nicht, denn ich habe dich erlöst; ich habe dich bei deinem Namen gerufen; du bist mein! Wenn du durch Wasser gehst, will ich bei dir sein, dass dich die Ströme nicht ersäufen sollen.«
  Hier wird auf die Kinder Israels in der Wüste angespielt, aber es ist auch eine Versicherung der Nähe Gottes an uns und seines Wunsches, uns zu helfen. Wir mögen den Eindruck haben, Gott sei Millionen von Kilometern weit weg von uns, er aber sagt uns, dass er bei uns ist.
- Johannes 16, 33: »Das habe ich mit euch geredet, damit ihr in mir Frieden habt. In der Welt habt ihr Angst; aber seid getrost, ich habe die Welt überwunden.« Jesus warnte uns, dass Versuchungen und Schwierigkeiten als Teil des Lebens auf uns warten. Wenn wir uns aber ihm zuwenden, werden wir den Trost und den Frieden finden, nach dem wir suchen. Wir müssen nur einen Schritt weiter als das Nächstliegende blicken.
- Offenbarung 7, 17: »Denn das Lamm mitten auf dem Thron

wird sie weiden und leiten zu den Quellen des lebendigen Wassers, und Gott wird abwischen alle Tränen von ihren Augen.« Es wird ein Tag kommen, an dem aller Schmerz und alles Leid zu Ende sein werden. Nimmt uns das heute den Schmerz? Die Antwort lautet Nein. Aber es hilft uns, uns bewusst zu machen, dass Jesus sich um uns kümmert.

Selbstachtung

Kraftreserven: Wenn Sie auf die letzten Tage, Wochen oder Monate zurückblicken, haben Sie Kraft gefunden, von der Sie nicht wussten, dass Sie sie haben, oder Mitgefühl, von dem Sie nicht wussten, dass Sie es aufbringen konnten? Im Alten Testament gab Gott den Israeliten Nahrung in Form von Manna, jeden Tag von neuem. Genauso gibt er uns jeden Tag von neuem Kraft.

Machen Sie sich keine Sorgen darüber, was morgen auf Sie zukommen wird. Wenn das Morgen zum Heute wird, vertrauen Sie Gott, dass Ihnen die Kraft, die Sie dann brauchen, zur Verfügung stehen wird.

Überprüfen Sie, was Sie geschafft haben: Freuen Sie sich daran, einfache Aufgaben zu bewältigen, wie zum Beispiel, wenn Sie Ihrem geliebten Partner helfen konnten, dass er es ein wenig bequemer hat. Sind frische Bettbezüge nicht eine lohnende Aufgabe?

Vielleicht haben Sie es endlich geschafft, den Brief, den Sie schreiben wollten, zur Post zu bringen. Vielleicht ist es Ihnen gelungen, Zeit zu finden, um die fälligen Rechnungen zu bezahlen. Achten Sie auf solche erledigten Pflichten, die sonst leicht übersehen werden können. Denken Sie daran, alles, was Sie tun, *ist* wichtig.

Setzen Sie sich für jeden Tag kleine Ziele, realisierbare Dinge, die Sie erreichen können, bis Sie abends ins Bett gehen. So, wie man eine Treppe Stufe für Stufe erklimmt, so verwirklicht man große Ziele, indem man eine kleine Aufgabe nach der anderen erledigt.

Kapitel 21

Medizinische Fragen

Besuche beim Arzt

Haben Sie keine Angst, die Zeit Ihres Arztes in Anspruch zu nehmen. Wenn Sie gerade erst eine Besorgnis erregende Diagnose bekommen haben, machen Sie sich eine Liste mit Fragen und Sorgen und vereinbaren Sie so schnell wie möglich einen neuen Termin. Das wird Ihnen helfen, Ihre Furcht zu erleichtern. Die meisten Menschen behalten in der Regel sehr wenig von diesem ersten Termin, wenn Sie eine Besorgnis erregende Prognose erhalten haben.

Wenn die Diagnose Krebs lautet: Die American Cancer Society[10] empfiehlt, dass jeder Krebspatient von einem Onkologen untersucht wird, auch wenn er oder sie nicht vorhat, sich einer speziellen Krebsbehandlung zu unterziehen. Ein Onkologe hat sich auf dieses Feld viel besser spezialisiert als andere Ärzte und er kann Ihr bester Verbündeter sein. Wenn Behandlungen (Chemotherapie oder Bestrahlung) verordnet werden, lesen Sie das Informationsmaterial, das Sie bekommen. Bitten Sie einen Fachmann, Ihnen genau zu erklären, was alles geschehen wird und was Sie tun sollten, falls und wenn es Schwierigkeiten gibt. Scheuen Sie sich nicht, um Medikamente zu bitten, um die Symptome zu kontrollieren, oder Informationen über alternative Behandlungsformen zu erbitten. Es ist sinnvoll, dass Sie über alle Behandlungen und möglichen Heilmethoden gut informiert sind.

---

[10] Vergleichbar mit der »Krebshilfe« in Deutschland

Stellen Sie Fragen und schreiben Sie sie auf: Wenn die Krankheit Ihres geliebten Partners fortschreitet, stellen Sie weiterhin Ihrem Arzt offene, gezielte Fragen. Manchen Ärzten fällt es schwer, schlechte Nachrichten weiterzugeben, wenn man sie nicht direkt danach fragt. Ihr Partner braucht einen Arzt, der Fragen beantwortet und ehrlich zu Ihnen ist. Es ist hilfreich, wenn Sie Ihre Fragen vor den Arztterminen aufschreiben. Geben Sie die Liste der Schwester, bevor Sie ins Sprechzimmer gehen, damit der Arzt vorbereitet ist, wenn er die Liste sieht.

Hilfe von ausgebildeten Krankenschwestern: Machen Sie sich dem ausgebildeten Krankenpflegepersonal in der Praxis Ihres Onkologen bekannt. Sie können zu Ihren Freunden werden. Wenn Sie ein gutes Verhältnis zu ihnen aufbauen, können sie Ihnen bei Problemen helfen, und Sie werden zufriedener sein, als wenn Sie nur mit der Arzthelferin am Empfang sprechen. Oftmals kann eine Krankenschwester viele Fragen beantworten, ohne dass Sie den Arzt konsultieren müssen.

Machen Sie sich Notizen: Machen Sie sich Notizen über die Anweisungen des Arztes während des Untersuchungstermins Ihres Partners. Die meisten Leute behalten nur etwa die Hälfte von dem, was sie hören, weil sie sehr angespannt sind. Es ist wichtig, die Ratschläge Ihres Arztes zu verstehen und sie nach besten Kräften zu befolgen.

Das Verhältnis zu Ihrem Arzt: Wenn Sie den Eindruck haben, dass Ihr Arzt keine gute Wahl für Sie ist, bitten Sie andere Leute (insbesondere solche mit medizinischen Kenntnissen), Ihnen einen anderen Arzt zu empfehlen, der besser auf Ihre Situation oder Persönlichkeit passt. Es ist wichtig, ein enges, vertrauensvolles Verhältnis zu Ihrem Arzt zu haben und seine Ratschläge zu respektieren. Dies gibt Ihnen ein Gefühl der Sicherheit, wenn Sie in den Behandlungsverlauf Vertrauen haben.

Führen Sie eine Medikamentenliste: Führen Sie eine Liste aller aktuellen Medikamente, sowohl der ständigen als auch der vorübergehenden. Heften Sie die Liste an die Versichertenkarte, oder was Ihr Partner sonst zu seinem Arzttermin mitnimmt, damit die Information schnell greifbar ist. Das Praxispersonal wird diesen Service wegen der Zeitersparnis zu schätzen wissen.

Ambulante oder stationäre Betreuung durch ein Hospiz[11]

Wenn der Zustand des Kranken so weit fortgeschritten ist, dass man ihn als im Endstadium betrachten kann, was man in der Regel ab einer Lebenserwartung von höchstens sechs Monaten annimmt, können Sie ein Hospiz verständigen.

Zweck: Der Zweck der Betreuung ist es, Patienten, deren Zustand nicht mehr die Verfolgung des Ziels der Heilung rechtfertigt, Versorgung und bestmögliche Lebensqualität zu bieten. Diese Art der Betreuung wird palliative Pflege genannt, abgeleitet von dem lateinischen Wort »palliare«, das bedeutet »mit einem Mantel bedecken«. Bei der *palliativen* Behandlung werden Mittel eingesetzt, die gegen die Symptome, aber nicht gegen die Ursache einer Krankheit wirken.

Das Hospiz nimmt nicht die Stelle des Arztes ein; das gesamte Personal richtet sich nach den Anweisungen und Verordnungen des Arztes.

Krankenschwestern: Ein Hospiz kann mitfühlende Schwestern bereitstellen, die erfahren sind mit dem Sterbeprozess. Sie können helfen, die Symptome Ihres geliebten Partners so niedrig

---

[11] Näheres erfahren Sie bei der Bundesarbeitsgemeinschaft Hospiz (BAG Hospiz) zur Förderung von ambulanten, teilstationären und stationären Hospizen und Palliativmedizin e. V. in 52355 Düren, Renkerstraße 45

wie möglich zu halten, Ihre Fragen beantworten, und Ihnen die Anweisungen geben, die Sie für die Pflege benötigen.

Sozialarbeiter: Sozialarbeiter können helfen, wenn irgendeine Art von Dauerpflege bei Ihnen zu Hause notwendig wird, oder wenn Ihr geliebter Partner in eine externe Pflegeeinrichtung verlegt werden muss.

Andere Fachleute: Diätberater, Therapeuten, freiwillige Helfer und Geistliche können Sie ebenfalls bei Ihren individuellen Bedürfnissen zu Hause unterstützen. Schwesternhelferinnen können Ihnen beim Baden helfen, beim Wechseln der Bettwäsche und Ihnen Ruhepausen verschaffen (Zeit, die es Ihnen ermöglicht, das Haus einmal zu verlassen). Alle Mitglieder des Teams sind qualifiziert, emotionale Unterstützung zu leisten.

Betreuung zu Hause

Einen geliebten Menschen zu Hause zu pflegen ist eine echte Herausforderung. Nachfolgend gebe ich Ihnen einige Ratschläge, um Ihnen die Arbeit etwas zu erleichtern.

Appetitlosigkeit: Wenn Appetitlosigkeit ein Problem ist, versuchen Sie, eine kalorienreiche, proteinhaltige Diät in sechs kleinen Mahlzeiten anstelle der üblichen drei größeren zu verabreichen. Vermeiden Sie Nahrungsmittel, die viel Kauarbeit erfordern. Geben Sie Ihrem geliebten Partner die Freiheit, dass nicht alles auf dem Teller aufgegessen werden muss.

Erlauben Sie Ihrem geliebten Partner, dass er alles essen kann, was gut klingt. Das kann ein Schokoladenlutscher oder Pommes Frites sein – es spielt keine Rolle. Sie können auch flüssigen Nahrungsersatz anbieten. Sprechen Sie mit einem Diätberater im Krankenhaus oder fragen Sie die Schwester vom Besuchsdienst nach Informationen mit Diätvorschlägen. Zwingen Sie den Kranken nicht zu essen. Wenn Sie es tun, kann er davon krank werden. Manchmal verursachen Kochgerüche Übelkeit oder Appetitlosigkeit. Wenn jedoch das gleiche Essen anderswo gekocht und dann gebracht wird, wird es vielleicht eher angenommen.

Übelkeit: Wenn Ihr geliebter Angehöriger unter Übelkeit leidet, kann Ihr Arzt Medikamente verschreiben, die ihm helfen. Eine unerwünschte Nebenwirkung des Medikaments kann jedoch Schläfrigkeit sein.

Hautreizungen: Bei geröteter Haut kann eine einfache Salbe helfen, die man in einer Drogerie kaufen kann, solange keine Hautreizung festgestellt wird. Wenn wunde Stellen auftreten oder die Haut sich schält, ist eine professionelle Untersuchung und ein Behandlungsplan notwendig.

Selbstachtung: Mangelnde Selbstachtung ist eine schleichende Krankheit, aber wenn man sich immer wieder klar macht, was man geleistet hat, ist dies ein effektives Gegenmittel. Wenn Sie eine einfache Aufgabe oder einen Dienst finden können, die Ihr geliebter Partner erfüllen kann, könnten Sie damit die schleichende Depression lindern.

Handarbeiten können Männern wie Frauen sehr viel Freude machen. Ich hatte einen Onkel, der stricken lernte, als er nicht mehr nach draußen gehen konnte, und einen Freund, der voller Stolz Lampenschirme aus Schaumstoffbehältern und bunten Perlen gestaltete.

Für Geschenk-Zeiten, wie zum Beispiel einen Geburtstag oder das Weihnachtsfest, könnten Sie Ihren kranken Ehepartner ermutigen, einige Geschenke für die Familie selbst herzustellen. Sogar das Erlernen von Malen nach Zahlen könnte eine Möglichkeit sein, und ein selbst gemaltes Bild wäre ein wertvoller Besitz für einen Sohn oder eine Tochter.

Gibt es eine leicht zu bewältigende Aufgabe oder Dienst, den Ihr Partner für Sie tun kann? Es könnte zum Beispiel etwas so

Unspektakuläres sein wie zu helfen, die Wäsche zu falten, das Bücherregal aufzuräumen oder das Klavier abzustauben – alles, was die Befriedigung einer erledigten Arbeit erbringen kann.

Medizinische Ausstattung

Die folgende medizinische Ausstattung wird in der Regel gestellt: ein Krankenbett (erleichtert die Pflege, bei Atmungsproblemen kann man den Patienten höher legen, und es gibt zur Sicherheit Gitter); eine Gehhilfe (stabilisiert den Patienten und beugt Stürzen vor); ein Toilettenstuhl (wird bereitgestellt, wenn Gänge ins Badezimmer sehr stark erschöpfen oder zu Atmungsproblemen führen); ein Rollstuhl (um Erschöpfung, Ermüdung und Stürze zu verhindern); eine wasserdichte Unterlage für Stuhl oder Bett (bei Einnässen); Sauerstoff (bei Kurzatmigkeit). Die gesamte Ausstattung muss vom Arzt genehmigt werden.

Schlafzimmereinrichtung: Ein Schlafzimmer und Badezimmer im Erdgeschoss ist ideal für die Pflege eines Patienten, aber Ihr Haus ist möglicherweise anders gebaut. Wenn das Badezimmer im oberen Stockwerk ist, möchten Sie vielleicht, dass das Krankenbett in einem Familienzimmer im Erdgeschoss mit einem Nachttisch dazu aufgestellt wird. Es ist oft schwierig, das Schlafzimmer im oberen Stockwerk zu behalten, weil Ihr geliebter Partner sich isoliert fühlt, wenn er nicht Teil familiärer Aktivitäten ist, wie zum Beispiel der Zubereitung der Mahlzeiten. Wenn die Krankheit fortschreitet und intensivere Pflege notwendig wird, ist das Auf und Ab der Treppe sehr erschöpfend.
Wenn Sie in einem Doppelbett schlafen, ist es vielleicht sinnvoll, es zu zerlegen und für Sie ein Bett neben das Krankenbett zu stellen.

Schmerzbehandlung

Heutzutage ist die Schmerzbehandlung sehr differenziert, und es gibt viele Möglichkeiten. Wenn für Ihren geliebten Partner stärkere Schmerzen ein Problem sind, dann zögern Sie nicht, Ihren Arzt um Hilfe zu bitten.

Den Schmerz analysieren: Lassen Sie Ihren Partner seine Schmerzen auf einer Skala von 1 bis 10 einstufen (10 als schlimmsten Schmerz). Wenn sie über zwei liegen, sollten Sie den Arzt um Medikamente zur Linderung bitten.

Abhängigkeit: Machen Sie sich keine Sorgen über Medikamentenabhängigkeit. Dr. Margaret Cottle, einer Ärztin aus Kanada und Mitglied des Rates für Hausärzte, zufolge werden Patienten unter palliativer Pflege selten abhängig, außer sie hatten bereits eine Abhängigkeit in der Vergangenheit. Schmerz ist ein Gegenmittel für Abhängigkeit. Wenn der Schmerz nachlässt, dann kann auch die Schmerzmedikation reduziert werden.

Dosierung der Medikamente: Patienten sollten sich nicht davor fürchten, mit stärkeren Medikamenten zu beginnen, wenn Schmerzen nicht nachlassen wollen, und sich somit die Notwendigkeit zeigt. Man muss nicht meinen, stärkere Medikamente müssten für später aufgehoben werden, denn es gibt keine obere Dosierungsgrenze für starke Schmerzmittel. Fast jeder Schmerz kann kontrolliert werden.

Arten der Medikamente: heutzutage werden selten Spritzen für die Verabreichung von Medikamenten zur Schmerzlinderung verwendet. Stattdessen werden Schmerzmittel heute über die Haut absorbiert durch Schmerzpflaster. Häufiger werden orale Medikamente eingesetzt. Einige Arten werden sogar unter der Zunge aufgelöst. Bei Magenproblemen können Langzeitmedikamente in Form von Zäpfchen alle zwölf Stunden gegeben werden. Wenn keine dieser Möglichkeiten machbar ist, kann man eine

Woche lang eine winzige Nadel unter der Haut belassen, und das Medikament kann intravenös verabreicht werden.

Überlegungen für die Betreuung in einem Pflegeheim

Jede Situation ist anders. Wenn Sie die Hilfe eines Pflegeheims in Anspruch nehmen müssen, brauchen Sie sich deswegen nicht schuldig zu fühlen. Nehmen Sie es an als Gottes Fürsorge.

Welche Einrichtung nimmt Patienten auf? Viele Dinge müssen berücksichtigt werden, wenn man sich für eine Langzeitpflege entscheidet. Zunächst einmal müssen Sie wissen, welche Einrichtungen in oder in der Nähe Ihres Wohnortes Patienten aufnehmen. Bitten Sie Ihren Arzt um Rat und befragen Sie Freunde und Bekannte, die diese Einrichtungen kennen.

Besichtigen Sie die Einrichtungen: Besichtigen Sie mehrere Heime und sprechen Sie mit dem Personal und der Heimleitung. Herrscht dort ein strenger oder unangenehmer Geruch oder ist das Heim stark parfümiert, offensichtlich um Gerüche zu überdecken? Sind die Räume sauber und steht auf den Korridoren nichts herum? Sind die Badezimmer und Duschräume mit Handläufen ausgestattet? Sind die Türen breit genug, damit sie genügend Platz für Rollstühle lassen? Ist eine Notfallklingel leicht erreichbar? Gibt es in Mehrbettzimmern Gardinen oder spanische Wände zum Schutz der Privatsphäre? Ist ausreichend Platz für Kleider und persönliche Dinge? Wirken die Räume luftig und ansprechend?

Sehen Sie sich die Mahlzeiten an: Versuchen Sie, das Heim während einer Mahlzeit zu besichtigen. Ist das Essen heiß und ansprechend? Gibt es genügend Personal, das bei Bedarf beim Essen helfen kann? Ist im Heim ein ausgebildeter Diätfachmann angestellt? Kann auf verschiedene Diätwünsche eingegangen werden? Wird frisches Obst und Gemüse anstatt Dosenkost serviert?

Zusätzliche Angebote: Gibt es auf dem Gelände einen Schönheits- oder Frisiersalon? Gibt es Physio-, Beschäftigungs-, Sprech- oder Atemtherapie? Wird jede Woche ein überkonfessioneller Gottesdienst angeboten? Gibt es Freizeitangebote wie Malen, Handarbeiten oder Gymnastik für die, die sie in Anspruch nehmen können?
Gehört zum Personal ein Sozialarbeiter, der den Patienten helfen kann, besondere Hilfen wie zum Beispiel Prothesen, Gehhilfen oder Rollstühle zu bekommen? Wie ist das emotionale Klima in der Einrichtung? Scheinen die Patienten zufrieden zu sein?

Finanzielle Überlegungen: Auch die finanzielle Seite muss überlegt werden. Können Sie die monatlichen Zahlungen leisten? Welche Zuschüsse gibt es und an welche Stellen muss man sich wenden?
Gibt es versteckte Kosten, wie zum Beispiel einen Wäschedienst? Wer bezahlt die Verordnungen und Dinge wie Windeln und Nahrungsergänzungen?

Zusammengefasst rate ich Ihnen, scheuen Sie sich nicht zu fragen.

Kapitel 22

Wenn der Tod eintritt

Mit den Gefühlen klarkommen

Schämen Sie sich nicht und fürchten Sie sich nicht davor, Ihre Trauer zu zeigen. Diese Katharsis ist wichtig für Ihr späteres Wohlbefinden; es wird Ihnen helfen, die Vergangenheit abzuschließen und sich auf die Zukunft einzustellen.

Schuldgefühle: Gelegentlich kommt es vor, dass sich nach dem Tod eines geliebten Angehörigen Schuldgefühle einstellen, dass vielleicht nicht alles, was möglich war (medizinisch oder emotional) getan wurde. Vielleicht denken Sie an etwas, was Sie gern anders gemacht hätten. Gestehen Sie sich ein, dass Sie zu dem Zeitpunkt, als sie es taten, das Beste getan haben, was Sie konnten.

Manchmal erleben Menschen unrealistische Schuldgefühle gegenüber Situationen, auf die sie keinen Einfluss hatten. Diese Art Schuld ist unvernünftig und muss besprochen werden. Wenn Sie solche Gefühle haben, möchten Sie vielleicht mit einem guten Freund darüber sprechen, oder vielleicht auch mit Ihrem Pfarrer. Sie sind in der Regel mitfühlende Zuhörer.

Machen Sie sich klar, dass Schuld, sei sie ganz normal oder auch vernunftwidrig, an Körper und Geist Schaden anrichten kann, wenn sie nicht geklärt wird.

Medikamente: Sie sollten so weit wie möglich auf Medikamente, wie zum Beispiel Sedativa, verzichten. Obwohl Medikamente eine gewisse Erleichterung bringen können, sollte man sie nicht einnehmen, um damit nur die Realität der Trauer zu vermeiden. Eine Zeit der Trauer ist notwendig, um sich wieder auf ein gesundes Leben einzustellen.

Nehmen Sie Hilfe und Fürsorge von anderen Menschen an: Wenn Sie Kinder, eine Familie oder Freunde haben, die Ihnen helfen können, den Schmerz zu erleichtern, dann lassen Sie sich von ihnen mit ihrer Liebe einhüllen. Vielleicht wissen sie nicht, was sie sagen sollen, oder wie sie ihr Mitgefühl ausdrücken sollen, aber lassen Sie zu, dass sie versuchen, die Lücke bei Ihnen zu füllen.

Freunde und Bekannte verstehen vielleicht nicht, wie tröstend es für Sie ist, wenn Sie von Ihrem geliebten Angehörigen sprechen; wenn sie eher widerstrebend darauf reagieren, erklären Sie ihnen Ihren Wunsch. Fürchten Sie sich nicht zu weinen. In dieser Zeit ist Weinen eine völlig normale Reaktion, und es ist besser, Spannungen und Gefühle loszulassen, als sie in Ihrem Innern einzuschließen.

Lassen Sie sich in dieser Zeit versorgen. Andere können Ihnen mit unzähligen kleinen Dingen helfen, die getan werden müssen. Gleichgültig, wie gut Sie vorbereitet sind, es ist immer noch viel zu tun. Wenn Sie Ihrer Familie und Ihren Freunden erlauben, so viel zu übernehmen, wie sie können, macht das für Sie die Last leichter und hilft ihnen, mit ihrem eigenen Stress und ihrer Trauer fertig zu werden.

Natürliche Ängste: Es fällt Ihnen schwer, sich auf etwas zu konzentrieren? Fragen Sie sich oder andere: »Was ist nicht in Ordnung mit mir? Was soll ich tun?« Vielleicht fürchten Sie sogar, dass Sie die Kontrolle über sich verlieren und sich über Ihre eigene Standfestigkeit Gedanken machen. Wenn Sie spüren, wie Panik sie ergreift, atmen Sie ein paar Mal tief durch, sprechen Sie mit Freunden (oder vielleicht mit Ihrem Pfarrer), und machen Sie sich bewusst, dass der Herr sich um Ihr Morgen und auch um Ihr Heute kümmert.

Normale Umstellungen: Sie *werden* wieder lachen, und es ist wichtig, dass Sie es auch annehmen. Fühlen Sie sich nicht schuldig, wenn Sie zum ersten Mal wieder lachen – auch wenn es in dieser Zeit tiefen Kummers und Trauer ist. Lachen, wie Weinen, kann ein emotionales Ventil sein, und Ihr geliebter Angehöriger würde sich freuen, wenn er wüsste, dass Sie sich wieder auf das Leben einlassen.

Seien Sie sich darüber im Klaren, dass Ihre Kinder oder andere Familienmitglieder anders reagieren als Sie. Lassen Sie ihnen diese Freiheit und zeigen Sie Verständnis. Machen Sie sich klar, dass jeder Mensch anders mit Trauer umgeht. Manche schließen sich vielleicht in ein Zimmer ein und trauern allein, während andere die Entspannung beim Fröhlichsein und Lachen finden. Diejenigen, die nicht weinen, leiden genauso wie diejenigen, die weinen, und vielleicht ist es notwendig, dass Sie Ihre Familie dazu ermutigen, untereinander tolerant zu sein.

Mit Groll umgehen: Wenn Sie Freunde und Bekannte haben, deren Partner noch leben, empfinden Sie möglicherweise Groll (oder Neid) über deren Glück. Wenn Sie noch im Arbeitsleben stehen, sind Sie vielleicht ärgerlich auf andere Angestellte, die ihre Pensionierung mit ihrem Partner planen, während Sie nichts haben, worauf Sie sich mit Ihrem geliebten Menschen freuen können.

Denken Sie an die guten Zeiten, die Sie mit Ihrem geliebten Angehörigen hatten, dies wird Ihnen helfen, die Kluft zum Glück zu überbrücken. Ganz besonders schöne Erinnerungen können ein reicher Segen sein, den zu bekommen nicht alle Menschen das Privileg haben. Wenn Sie Ihre eigenen Pläne für die Zukunft machen, kann auch das dazu beitragen, den Groll über die Aussicht auf eine einsame Pensionierung zu lindern. Konzentrieren Sie sich auf das, was Sie haben, nicht auf das, was Sie nicht haben, und nutzen Sie diese Quellen reichlich. Betrachten Sie Ihre Situation nicht, wie sie ist, sondern was daraus mit Gottes Hilfe werden kann.

Vielleicht empfinden Sie sogar Groll gegenüber Ihrem Partner, wenn dieser Gesundheitsmaßnahmen (wie zum Beispiel Rauchen oder häufiger Alkoholgenuss) nicht beachtet hat und dadurch diesen Schmerz für Sie verursacht hat. Erinnern Sie sich stattdessen an die vielen guten Eigenschaften des geliebten Menschen.

Praktische Ratschläge

Die ersten Tage und Wochen nach dem Tod eines geliebten Menschen sind gewöhnlich die schwierigsten. Manche Menschen sagen dagegen, dass die schwerste Zeit erst drei oder vier Monate später kommt. Dann, wenn Freunde und Verwandte wieder zu ihrem eigenen Leben zurückgekehrt sind und Ihnen das Leben besonders einsam erscheint.

Mir hat es geholfen, mich zu beschäftigen und aktiv zu sein, aber Ihnen bringt das möglicherweise keine Erleichterung. Wir alle sind verschieden, wie wir mit Einsamkeit umgehen und wie wir auf die Zukunft blicken. Eine meiner Freundinnen wollte allein sein.

Aus Gesprächen mit anderen, die ihren Partner verloren haben, haben sich die folgenden Vorschläge entwickelt. Vielleicht können sie Ihnen helfen.

Das Wegräumen der Kleidung: Die Kleidung eines geliebten Menschen wegzuräumen, ist vielleicht das Schwierigste, das getan werden muss. Manche tun das lieber sofort, andere warten lieber eine Weile. Eine Frau fand es trostreich, dass die Kleidung Ihres verstorbenen Mannes immer noch im Schrank hing, als wenn er nur für kurze Zeit gegangen war und bald wiederkäme. Als sie dann schließlich die Kleidung wegräumte, bewahrte sie einige Dinge auf, die besondere Erinnerungen in ihr hervorriefen.

Es ist jedoch wahrscheinlich besser, wenn man alles ausräumt und einen klaren Schnitt zu seinem »neuen Leben« macht. Ich habe Bobs ganze Kleidung an eine örtliche karitative Organisation gegeben. Es tröstete mich zu wissen, dass mit diesen Kleidern einem anderen Menschen geholfen werden konnte.

Alleine essen: Sie stellen womöglich fest, dass Sie immer noch zwei Teller, zwei Untertassen und zwei Tassen zu den Mahlzeiten aus dem Schrank holen. Alte Gewohnheiten lassen sich nicht so schnell ändern, aber lassen Sie sich davon nicht schrecken. Eines der schwierigsten Dinge für mich war, als mir auffiel, dass nur noch ein Stuhl auf der Terrasse stand anstatt zwei. Um damit fertig zu werden, stellte ich einen zweiten Stuhl hin und gab ihn dem Herrn. In Jesaja 54, 5 sagt uns die Bibel, dass der Herr der Mann der Witwen ist.

Leeres Schlafzimmer: Das Zimmer, das Sie am meisten in Ihrem Haus verfolgt, ist wahrscheinlich das Schlafzimmer – mit dem Bett neben Ihnen, das leer bleibt. Eine Frau fand Trost darin, ein Bild ihres Mannes auf das leere Kopfkissen zu legen. Eine andere Frau kaufte eine Heizdecke, damit die unbenutzte Seite des Bettes warm war. Eine andere Frau sprühte das Parfum ihres Mannes auf die Bettwäsche.

Für andere war die komplette Umgestaltung des Schlafzimmers die Antwort, wie sie ein neues Kapitel in ihrem Leben beginnen konnten. Eine Frau kaufte modernere Möbel und ein neues breiteres Einzelbett.

Besuche auf dem Friedhof: Für manche war es ein Trost, zum Friedhof zu gehen; der Besuch am Grab vermittelte ihnen ein Gefühl der Nähe zu ihrem heimgegangenen geliebten Partner. Eine Frau brachte jede Woche frische Blumen aufs Grab ihres Mannes, und manchmal hielt sie sich lange dort auf und sang ihre alten Lieblings-Kirchenlieder. Anderen fiel es schwer, zum Friedhof zu gehen. Auch wenn der erste Besuch am Grab nach der Beerdigung traumatisch ist, hilft er doch bei der inneren Heilung.

Orte, die Erinnerungen hervorrufen: Einige hatten Freude daran, Orte noch einmal zu besuchen, die ihnen und ihrem Partner besonders viel bedeutet haben. Eine Frau erlebte noch einmal eine Reise durch Virginia auf dem Skyline Drive, auf der sie mit ihrem Mann einen glücklichen Urlaub verlebt hatte. Für andere wiederum war ein vertrauter Ort wie eine Untersuchung, bei der eine heilende Wunde wieder geöffnet wurde, und sie empfanden diese Erfahrung als sehr schmerzlich.

Allein zurechtkommen: Allein zu gesellschaftlichen Veranstaltungen zu gehen, kann schwierig sein. Es mag schwer sein, zur Kirche zu gehen und dort allein in der Bank zu sitzen, oder zur Sonntagsschule für Paare. Es hilft, wenn man sich anderen anschließt, und jedes Mal wird die Herausforderung leichter.

Wenn Freunde (und ganz besonders Paare) Sie einladen, mit ihnen etwas zu unternehmen, reden Sie sich nicht ein, Sie würden in ihr Leben eindringen. Versuchen Sie, sich klarzumachen, dass sie nicht fragen würden, wenn sie nicht gern mit Ihnen zusammen wären.

Freunde helfen dabei, die Kluft zu einem erfüllten Leben zu überbrücken, und besonders eine Freundschaft mit einem anderen Menschen, der ebenfalls allein ist, kann sehr lohnend sein. Seine Gedanken offen auszutauschen und einander Probleme und Erinnerungen zu erzählen, hilft, emotionalen Schmerz leichter zu verarbeiten.

Selbsthilfegruppen: Eine Selbsthilfegruppe zu besuchen kann hilfreich sein. Unser örtliches Hospiz hat so eine Gruppe, die sich monatlich trifft und Gemeindeleiter einlädt, die dann über bestimmte Themen referieren. Die meisten Städte haben örtliche Diakoniestationen, die auch einen Dienst für Verwitwete anbieten. Dazu können Gesprächskreise, Telefonseelsorge oder ein persönlicher Besuchsdienst gehören.

Manche Gruppen treffen sich nur, um sich miteinander zu unterhalten und ihre Anliegen auszutauschen. Oftmals können Beerdigungsinstitute solche Gruppen empfehlen. Es gibt auch Selbsthilfegruppen für Kinder oder Enkel, wenn diese Schwierigkeiten haben, mit dem Tod zurechtzukommen.

Viele Kirchen fördern auch solche Programme. Wenn es in Ihrer Gemeinde keine Selbsthilfegruppe irgendeiner Art gibt, möchten

Sie ja vielleicht anderen Menschen helfen und gründen selbst eine solche Gruppe.

Haustiere: Manchen Menschen hilft ein Haustier, die Einsamkeit leichter zu ertragen. Ein aufgeregtes Hundebaby, das mit dem Schwänzchen wedelt und sich immer freut, wenn es Sie sieht, kann das Gefühl der Isolation lindern. Oder eine liebe Katze, die zufrieden auf Ihrem Schoß liegt und schnurrt, während Sie fernsehen, kann ein großer Trost sein.

Zeit mit Gott: Mir hat es geholfen, Zeit mit dem Herrn zu verbringen, obwohl es anderen schwer fiel, in der Bibel zu lesen (hier kann eine Bibellese helfen). Eine Frau sagte, in den ersten Tagen nach dem Tod ihres Mannes konnte sie gar nicht beten, aber wenn sie keine eigenen Worte formulieren konnte, fand sie Kraft im Sprechen des Vaterunsers (Matthäus 6, 9-13).

Frühere Aktivitäten erneut angehen: Es ist ganz wichtig, dass Sie wieder am Leben teilhaben. (Ich bin sicher, dass Ihr Partner das auch gewollt hätte.) Für mich war es anregend, wieder an den Gemeindeaktivitäten teilzunehmen, und andere Menschen anzusprechen half mir, mich wieder in die Mitte des Lebens zu bewegen. Ich fand eine der größten Segnungen in dem Wissen, dass ich gebraucht wurde.

Anderen dienen: Sich darauf zu konzentrieren, anderen zu helfen, und neue Interessen zu finden, wird dazu beitragen, die Einsamkeit zu lindern und dem Leben ein neues Ziel zu geben. Vielleicht haben Sie Lust, an Projekten in Ihrer Gemeinde mitzuarbeiten. In vielen Bereichen wird händeringend nach freiwilligen Helfern gesucht, abhängig von deren individuellen Interessen. Ein Kleingartenverein kann zum Beispiel meist Hilfe gebrauchen. Ich habe eine Bekannte, die in einer städtischen Theatergruppe mitwirkt. Einrichtungen, wie zum Beispiel Schwangerschaftszentren oder Jugendorganisationen könnten eine willkommene Herausforderung sein.

Die Abenteuerlustigeren unter Ihnen haben vielleicht Freude, sich bei einer humanitären Organisation zu engagieren oder für einen kurzen Einsatz in einer Auslandsmission. Diakonische oder andere karitative Einrichtungen suchen passende ehrenamtliche Einsatzgebiete für potenzielle freiwillige Mitarbeiter, entsprechend ihren Interessen, Fertigkeiten und ihrem Wohnort.

Vielleicht ist Ihre Dienstleistungsnische die Hilfe für Ihre Familie. Die stundenweise Betreuung von Enkelkindern war schon für viele eine lohnende Überlegung.

Berufliche Überlegungen: Wenn Sie Ihre Stelle wechseln wollen oder eine ganz andere berufliche Karriere einschlagen wollen, gibt es Stellenvermittlungen, die Stellen entsprechend den jeweiligen Talenten und Fähigkeiten vermitteln.

Weiterbildung: In eine Fortbildung zu investieren kann auch eine wertvolle Entscheidung sein, oder ein intensiveres Engagement bei der Arbeit könnte für jemanden interessant sein, der noch im Berufsleben steht. Einem Reiseklub oder einer Theatergruppe beizutreten könnte dem Leben auch eine neue Dimension vermitteln.

Identitätskrise: Es kann eine große Herausforderung sein, nach dem Tod des Partners seine eigene Identität zu finden. Besonders Frauen sehen ihre Hauptaufgabe darin, die Partnerin ihres Mannes zu sein – jeder kennt sie als »Willis Frau« – und nun muss sie ihr Leben selbst in die Hand nehmen. Wenn die Identität ein Problem ist, dann denken Sie daran, dass Gott Sie liebt und dass er Sie tatsächlich »stärkt und hält«. Sie sind ihm wichtig, und mit seiner Hilfe können Sie alles tun, was Sie brauchen, um Ihre eigene Identität zu finden.

Entscheidungen hinauszögern: Beinahe jeder stimmt dem zu: Triff keine wichtigen Entscheidungen – wie zum Beispiel der Verkauf eines Hauses oder bei einem der Kinder einzuziehen – mindestens ein Jahr lang. Übereilt eine Reise anzutreten ist auch keine Lösung. Es ist wichtig, dass man lernt, sich mit dem Verlust zurechtzufinden. Weglaufen hilft hier nicht.

Anstatt die Stelle aufzugeben, nehmen Sie sich eine Weile unbezahlten Urlaub; vermieten Sie Ihr Haus, anstatt es zu verkaufen; besuchen Sie die Familie für ein oder zwei Wochen, anstatt gleich bei ihnen einzuziehen.

Vermeiden Sie es auch, irgendwelche weit reichenden finanziellen Veränderungen durchzuführen, bis Sie Zeit hatten, sich Hilfe von einem qualifizierten Berater zu holen.

Gesundheitliche Fragen: Achten Sie vor allem auf sich. Versuchen Sie, ausgewogen zu essen, und widerstehen Sie der Versuchung, nur kleine Häppchen zu sich zu nehmen. Auch mäßiges Sporttreiben ist wichtig. Mentale, emotionale und geistliche Gesundheit sind von großer Wichtigkeit. Jeden Tag als Geschenk Gottes anzunehmen kann hilfreich sein. Und machen Sie sich bewusst, dass Sie auch nach dem Tod des geliebten Menschen das Leben in seiner Fülle leben können.

Rechtliche Fragen

Zu den rechtlichen Angelegenheiten, die geregelt werden müssen, gehört u. a. das Testament, das neu verfasst und beim Nachlassgericht hinterlegt werden sollte. Dies kann von einem Rechtsanwalt erledigt werden, der Sie auch hinsichtlich anderer rechtlicher Fragen, wie zum Beispiel die Zahlung von Steuern (oder Steuerbefreiung), der Geltendmachung von Versicherungsansprüchen etc. beraten kann. In jedem Fall ist eine Kopie der Sterbeurkunde erforderlich.

Kapitel 23

Andere Fragen

Vielleicht helfen Ihnen die nachfolgend aufgeführten Vorschläge, sich auf Ihre aktuellen Bedürfnisse hinsichtlich Ihres geliebten Partners zu konzentrieren. Wenn Sie möchten, können Sie die einzelnen Punkte abhaken, wenn Sie sie erledigt haben.

Menschen, die man verständigen muss

Name, Adresse, und Telefonnummer der folgenden Personen und Stellen:
Arbeitgeber
Rechtsanwalt
Steuerberater
Makler
Versicherungsvertreter
Testamentsvollstrecker
Bank(en)

Wichtige Unterlagen

Wichtige Papiere sollten benannt werden – nach Art und wo sie deponiert sind:
Testament
Versicherungspolicen
Übertragungsurkunden
Hypotheken
Steuerrückzahlungen
Rechnungen
Garantien

Diverse Dokumente: Familienbuch, Schul- und Universitätszeugnisse, Papiere der Bundeswehr etc.

Andere hilfreiche Informationen

Kreditkarten, aufgelistet nach Aussteller und Nummer
Fahrzeugpapiere: Kfz-Brief, Versicherung, Informationen über etwaige Darlehen
Hausunterlagen: Steuern, Pfandrechte und Mieten. Safe oder Schließfach: Aufbewahrungsort des Schlüssels und Inhalt
Schulden oder Darlehensinformationen: Fristen, Zahlungen u. a.
Vermögen: Art, Größe, Name und Adresse des Vermögensverwalters
Spar- und Scheckbücher
Aufbewahrungsort für entwertete Schecks und Kontoauszüge

Persönliche Informationen

Die folgenden Unterlagen oder Informationen sind eventuell nötig für einen Nachruf oder die Trauerfeier:
Besuchte Schulen oder Schulabschlüsse
Letzte Anstellung
Soziale, berufliche oder militärische Leistungen
Letzte eheliche Beziehungen
Kinder (vielleicht aus einer früheren Ehe)
Andere zu nennende Verwandte (lebende und verstorbene)
Zu benachrichtigende Verwandte (vielleicht in einer anderen Stadt oder im Ausland)

Wenn Sie sich dieser Informationen bei Ihrem Partner nicht sicher sind, fragen Sie. Sind Sie sicher, dass Sie wissen, wo alle wichtigen Papiere liegen und wozu sie gebraucht werden? (Mein Anwalt empfiehlt, dass Testamente und andere Rechtsdokumente in einem Schließfach aufbewahrt werden sollten.)

Erinnerung für jeden Tag

Das Leben zu bewältigen fällt immer leichter, je größer der Abstand zum Tod wird, aber es wird immer wieder Anfälle von Schmerz geben. Beschäftigung ist ein gutes Gegenmittel, und anderen zu helfen ist der Kern der Freude.

Blicken Sie auf die schönen Dinge, die jeder neue Tag mit sich bringt: das Lied eines Vogels, der unerwartete Anruf eines weit entfernt lebenden Freundes, eine Karte in der Post, gerade wenn Sie sie brauchen, die Erinnerung an einen Satz oder ein Lied, das Sie berührt hat. Oft sind es diese kleinen Dinge, die dem Leben das Strahlen eines geschliffenen Edelsteins geben.

So wie der Teig geknetet werden muss, wenn man davon den wunderbaren Duft eines frisch gebackenen Brotes riechen will, so muss unser Leben manchmal durch schwere Leidenszeiten gehen, um sein volles Potenzial zu entfalten. Vertrauen Sie Gott, dass er etwas Schönes aus Ihrem Leben macht.

Unser Herr möge Ihr Leben durch all das hindurch leiten und Ihnen seinen Frieden schenken.

Ihre Freundin

Faye Landrum

Buchempfehlungen

Hansjörg Bräumer, Auf dem letzten Weg. Seelsorge an Schwerkranken und Sterbenden, Hänssler Verlag.

Hansjörg Bräumer, Schatten vor meinem Gesicht, Hänssler Verlag.

Elisabeth Elliot, Wege durch das Leiden, Hänssler Verlag.

Rainer Hauke, Ratgeber Trauerfall, WV.

Tim Lahaye, Bewältigung der Herausforderungen, Schwengeler Verlag.

Edith Schaeffer, Nie tiefer als in Gottes Hand, Hänssler Verlag.

Beate und Winrich Scheffbuch, Mit Freunden ernten, Hänssler Verlag.

Kurt Scherer, Mein Gott, mein Gott, warum?, Hänssler Verlag.

Bärbel Wilde, Wo warst Du, Gott, Hänssler Verlag.

A. Ernest Wilder-Smith, Warum lässt Gott es zu?, Hänssler Verlag.